食の歴史と病気
そして未来

医療費削減が今必要。
快楽的食事・精神的食事、
あなたはどちらを選ぶ!!

荒川たまき 著

はじめに

認知症・生活習慣病にならないからだ

昨日、お腹さわりましたか
今日、お腹の調子はいかがですか
朝、ウォーキングされましたか
空を見上げましたか　お日さまをいただきましたか
朝、おトイレに行かれましたか　スッキリできましたか
昨日、お昼はなにをたべましたか
夕ご飯、なにを食べましたか　なにか飲まれましたか
ヨーグルトは飲んでいますか　なぜですか
牛乳は飲んでいますか　いつ頃からですか
生理はありますか
赤ちゃんは母乳ですか
お子さんになにをたべさせていますか
エジプトの王様はなにを食べていたでしょうか
ギリシャ、アテネの賢人たちはなにを食べていたでしょうか
清少納言さんは、お昼ご飯食べていたでしょうか

江戸時代、車夫は、どのような食習慣だったでしょうか
福沢諭吉さんは、なにを好んで食べていたでしょうか
そして、私たちはいま、どのような食生活になったのでしょうか

以上のような「問い」の答えがこの書に詳しく書いております。是非、「問い」にお答えできるようになりましょう。生涯、健康な体で暮らせるために。

さあ、今日も元気に働きましょう。

ウォーキングは、佛教では、これを「経行」といって、釈尊ご自身が、歩きながら瞑想する修業として実践されていました。経行には5つの得るものがあると経典に書かれています。「遠くに行くことができる」「努力できるようになる」「病気にならない」「正しく消化できる」「よい精神状態が長く保たれる」という5つです。

目次

3章 食文化の歴史 ヒトは何を食べていたか

4章 豊かさがもたらした裕福病の事実

8章　医師とアメリカ社会が変革中

1章

牛肉文明と繁栄のはじまり

いったい牛肉文化はどのように広がったのか

コロンブスの新大陸発見は１８９２年でした。93年に2度目の遠征。98年、３度目が最後の遠征でした。コロンブスは牛を積んでいたという話もありますが、牛を積んで遠征したのは別人だったようです。

16世紀は、スペイン王国が畜牛の生産危機に直面していたようです。牛肉、牛脂、牛皮への需要が、増加し続ける一方なのですが、土壌にますます厳しい圧迫を加えていったため、広い範囲で砂漠化が進行していきました。

スペインの放牧地が荒れ果て困っていたとき、アメリカ大陸に非常に広大な未踏の草地があることに注目したのです。まさに渡りに舟でした。コロンブスのアメリカ大陸発見の貢献でしょう。

動きが活発で強靭なスペインのロングホーン牛は、新世界の原野の条件にうってつけだったのです。

ガリレオ船に牛が積み込まれ、プエルトリコ、ジャマイカ、キューバ、など西インド諸島全域にロングホーン牛が輸送されました。別の探検隊も牛を船に積んで移送していきます。

同じ頃、スペイン騎兵隊がメキシコシティを占領します。

軍隊の背後からはロングホーン牛の群れがやってきます。現地人は驚き、おののきます。

メキシコシティ周辺地域は牛が増え続けていくことになったのです。

イギリスの牛の開拓

北アメリカで牧畜が盛んになったのは宣教師による牧畜活動でした。

今日のテキサス、ニューメキシコ、アリゾナにまたがる地域で宣教師たちはインディアンに神の教えと、牛の飼育を普及させていったのです。

イギリスは最も牛肉中心の食生活をしていた国です。

イギリスは緯度が高く、草が不足の土地であり、イギリス人の牛肉の増大する需要に対する対策がどうしても必要でした。

スペインから遅れること3世紀、イギリス人はアメリカの大平原への牧草侵略を開始します。

1880年代、投資家たちが北アメリカの広大な面積の草地を侵略し始めます。牛のための牧草地を拡大していきました。

イギリスの貴族階級のクラブ会計事務所らの指揮によって行われる金融操作、土地奪取、ヤミ取引によるものでした。こうしてイギリス人による西部開拓史が開始されました。

この開拓には二つの手強い障害を取り除かなくてはなりませんでした。

大平原の先住者であるインディアンとバッファローの排除でした。

バッファローの抹殺が行われます。

イギリス本土の牛肉需要に応じるための悲劇のドラマの始まりです。400万頭以上のバッファローが殺されました。

その物語があります。

バッファロー・ハンター物語です。

バッファローの群れ全体が氷ついたように立ちすくむ。ハンターは位置を変えずに1頭ずつ撃ち殺していきます。

ハンターの一人が書いています。

噂に聞いていたが実際にはまだ見たことのなかったものが、いま私の目の前にある。「スタンド」だ。

25頭ほど撃ち殺すと、硝煙がもうもうと立ち込め、視界が遮られた。

私がまだ生き残っているバッファローを打ち続けている間にも、何頭かのバッファローは自分の周りで起きている殺戮をまるで気に留めないかのように寝そべっている。

わたしはゆっくりと狙いを定めて彼らを撃ち続けた。


ジェレミー・リフキン著『脱牛肉文明への挑戦』（ダイヤモンド社）

娯楽としてのバッファロー撃ちもありました。

鉄道会社は、汽車に乗ったまま快適で安全なバッファロー狩りができますという謳い文句で、平原を横切る割安の周遊旅行の宣伝をはじめました。

旅行客を乗せた汽車は平原にさしかかるとスピードを落とします。

列車とバッファローの群れが並んで走ります。

この並走の間、列車の窓が開け放たれ、密集して疾駆するバッファローの群れに向かって、多数の元込め銃から数百発もの銃弾が一斉に撃ち込まれます。

この哀れな動物の多くはその場に倒れ、死んでいきます。バッファローの死骸は腐るがまま放置され、線路沿いに何百マイルにもわたって列をなして横たわったそうです。

富裕者とヨーロッパ王族の娯楽となるバッファロー射撃競技会も行われていました。こうしてヨーロッパの牛肉需要を満たすことが可能になったのです。

１８７８年、史上初の冷蔵輸送船「フリゴリフィーク号」がアルゼンチンからフランス西海岸ルアーブル港に向けた処女航海に出発したことが牛肉のヨーロッパ各地での輸入に拍車をかけました。牛肉文化が世界に拡大していく準備が整うことになったのです。

大平原で金持ちになった西部開拓史

著名な作家ダニエル・ブアスティンが著作した『アメリカ人』「大量消費社会の生活と文化」（河出書房新社）という素晴らしい本につぎのような話が書かれています。内容を要約して記します。

西部の大草原が生み出した黄金。それは牛でしたと。

どのようにして始まったのでしょうか。

言い伝えによれば南北戦争も終わりに近づいたある時、ワイオミング東部の草原地帯で牛を満載している政府の輸送列車が吹雪に襲われ列車を放棄せざるを得なくなりました。

翌年の春、運転手が列車の貨物（牛）がどうなったか見るために戻ってみると、牛は骸骨ではなくまるまると太って生きていたというのです。

数千頭のロングホーンが伝道者のもとから迷いでて、原野を放浪していたのです。

1830年代、合衆国から大量の移住者がメキシコ領のテキサスに押し寄せたとき、彼らは烙印や所有者の印をつけていない野牛が各所で群れをなしていたのを見つけたという話もあります。

自活能力を備えていた強靭なロングホーン。

水のある場所、食べるものがある場所、サボテンすら食べる消化できる口と腹。

牛を豊かな資源にしたのは西部の広大な草原だったのです。

1881年、『牛肉のボナンザ　大平原で金持ちになる法』著者ジェームス・S・プリスビン将軍は3人の成功物語を書いています。

その一人がジョン・イリッツさん。

オハイオ州の農場で生まれ、大学を出て、お父さんから500ドルを貰い西部へいきます。カンサスの東部寄りへ。

1857年4月、数人の友人と一緒にオハイオ・シティと呼ばれる新しい町の建設に助力します。

もうひとりはマッコイさんです。

マッコイさんは、1874年に『西部および南西部の牧畜取引の歴史的描写』を著作しています。

マッコイさんは、鉄道の沿線に南部の家畜商人と北部の買い手とが対等な立場で会合する停車場を作ろうと考えました。

1ダースしかない丸太小屋だけのアビリーン（テキサス州中部）に目をつけました。

最も東に近く、水と良質な草に恵まれていたのです。

ここに3000頭を収容できる積み出し用の牛置き場を作ります。

2台の体重計、納屋、事務所、3階建てのホテルを建設します。

牛の町に作り変えていったのです。田舎町アビリーンを知らせるため、宣伝マンを雇い宣伝マンはポニーに乗って旅を続けたそうです。

そして、貨車20台分の牛が初めてアビリーンに向かいました。１８６７年9月5日でした。初年度3万５０００頭。3年後は、累計１０００万頭になりました。

投資は2万４０００ドル。1頭に付き8分の1のコミッションの契約。カンサスパシフィック鉄道から牛の積み出された8分の1のコミッションは、20万ドル、投資額の10倍でした。だが鉄道会社からは支払いを拒絶されました。

マッコイさんはアビリーンの市長になります。

南北戦争以前には、都会の人々が食べる生肉は、生きたままの牛が都会まで歩いて来なければなりませんでした。長距離輸送するためには、塩漬けや燻製にして保存するしかなかったのです。生きたまま運ぶことは、不要な部分35％を含んだ輸送、エサ代、詰め込みすぎて体重が減少するリスク、ときには全部が死ぬというリスクを追わなくてはなりません。冷蔵庫が必要でした。

そんな時、スウィフトさんとアーマーさんという2人のアメリカ人が登場してくれました。シカゴの街の推進者であり建設者でした。

スウィフトさんは冷蔵車を完成させます。待ちに待った素晴らしい開発です。「安い牛肉の時代」を作り出すことになったのです。

世界中に米国産牛肉、ロングホーンの牛肉が拡大するきっかけになったのです。

以上が『アメリカ人』に書いてあるもう一つの西部開拓史です。

豊かな社会が到来　繁栄し始めたアメリカ

子どもの憧れ

豊かさが始まります。素晴らしい、夢のような社会の到来が始まったのです。夢のような幸せ、アメリカンドリームをアメリカ国民は追いかけていくことになります。

豊かさは、どのように始まったのでしょうか。

ドリームは、1933年、ザ・ローンレンジャーのラジオ放送からと言われます。ザ・ローンレンジャーは子どもたちの大スターでした。

シルバーカップ・ブレッド社がスポンサーになって、ラジオ番組「ザ・ローンレンジャー」を1933年に始めました。

牛の群れを追うカウボーイ、幌馬車を襲うインディアン、高らかにラッパを鳴らして救援に駆けつける騎兵隊、酒場での大乱闘、メインストリートでの保安官と無法者の決闘、西部劇のお馴染みのシーンです。

白い帽子に黒いマスク、腰の2挺拳銃に狼男だって倒すことのできる銀の弾丸。良質の銀を産出する鉱山を私有しているのですから、銀の弾丸だって不自由しません。

主人公ローン・レンジャーと行動を共にするのは、愛馬シルバーとインディアンのトント。シルバーは純白の野生馬。その輝くばかりの美しさに、ローン・レンジャーがシルバーと名付けたのです。

「ハイヨー　シルバー！」の掛け声とともに、山を越え、谷を渡り、荒野を疾駆します。

その速さは、どんな馬もかないません。子どもたちは夢中に。子どもたちの憧れでした。西部開拓の良き時代でした。

この頃、スーパーマーケットが誕生します。1939年8月4日、マイケル・カレンが始めたものです。翌年には第二次世界大戦がはじまったという時代です。

戦後アメリカ

１９４２年、その初めまでアメリカは戦争のさなかにありました。

食料品は、戦争中、最も基本的な武器として捉え、政府は、この年、直ちに米国食料品業界の各部門に、食料品の供給に協力させ、その配給を容易にし、統制する体制に変えていきました。

農務省は、十分に食料品が国民に供給されているか、蓄えがあるかどうかの問題に取り組み、農民や加工食品業界に生産の刺激政策を実施しました。

１９３０年代に誕生したスーパーマーケット産業も、この頃、より強固なものとして発展していきました。

スーパーマーケットは、栄養と保存と節約を三大目標に掲げ、国民の需要を生産商品に結びつけようと、「強いアメリカ人となる食物を食べよう」などの広告を打ち出しています。

栄養運動は、食品メーカーや日刊新聞、全国消費者向け雑誌に展開され、多くの反響を呼びました。

1946年から1954年にかけて、戦後経済は大いなる発展をし、スーパーマーケットも一気に開花し、店舗数は、1936年の3倍にもなりました。

大量生産・大衆消費時代の幕開けです。その要因は、戦後の人口の増加、ベビーブーマー時代の到来でした。

1940年代までの朝の風景は、ベーコンやソーセージ、卵やパン、牛乳でした。それが健康的な朝食メニューとして盛んにメディアに登場します。

1950年代のアメリカ

1950年代になって経済が発展し、競って豊かさを求める時代が始まりました。主婦が職場に、専業主婦の時代から共働きの時代に変わります。この頃、主婦の40%が働いていました。

主婦にとって朝は時間との闘い、戦争です。

加工食品メーカーは、奥様への手助けが必要と考えました。考えた末に登場したのがとても重要だったキーワード「コンビニエンス」でした。

その当時のコマーシャルのキーワードは「手早く簡単！」「忙しい朝の食事」「五分で作って食卓に」。

時間節約型のライフスタイル、すぐに食べられる加工食品の開発でした。その代表的な商品は、ケロッグさんが開発した「シリアル」です。ケロッグさんは医学博士でした。甘いものは禁止し砂糖を一切使用していないシリアルでした。

そして、コンビニエンスが消費者の販売額を左右する新しいスタンダードとなったのです。豊かになったアメリカの消費者は、その豊かさでもっと充実した人生を買おうと消費に意欲的になります。

加工食品メーカーはつぎのように述べています。

「われわれ食品メーカーは、かき混ぜたり、並べたり、切り落としたり、測ったり、加熱したり、盛り付けたりといった、生活の中の単調な繰り返し作業を廃止し、もっと便利な商品にしなければならない」と。

そして、時間節約型商品を続々と開発し、コマーシャルにのせて消費者ニーズを開拓し、販売額を急速に伸ばしていったのです。

1960年代のアメリカ

1960年代は、さらに豊かな食事風景が広がっていきます。

コマーシャルは、「サリーとジムは七時に朝食を摂ります。今日は牛乳にシリアル、ゆで卵にオレンジジです」。

「コップいっぱいの朝食です」と甘く作った粉末インスタント飲料のコマーシャルを流します。大ヒット商品になりました。

「間食はチーズ味のクラッカー。夕食はチキンナゲットにビスケットと缶詰インゲン、デザートにチョコレートまたはアイスクリームでしょう」

「インスタント」「直ぐ完成」「温めて盛りつけするだけ」

加工食品メーカーが大きく成長していきます。

アメリカンドリームのはじまり

1950年代は、西部開拓史から始まったアメリカンドリームが一般大衆にまで拡大していく時代となったのです。

ベンジャミン・フランクリンの節約・正直・秩序・分別・勤勉、そして清潔や時間厳守といった倫理観をもって生活する教えを守り、勤勉に働き、出世の階段を登るといったことが、中流階級文化を生んでいきました。良きアメリカの時代です。

「一生懸命働けば働くほど、幸せが舞い込んでくる」と、しょっちゅう父親に言い聞かされていた農場では毎日12時間ないし14時間働いて、馬とともに収穫作業を行い、干し草を積み、牛に餌を与えてその乳を搾ることが一日でした。

国民の所得が増えて、消費財に対する需要が一気に開花します。

1950年代と1960年代の豊かなアメリカ人は、自動車、皿洗い機、テレビやラジオといった家庭器具を競って購入していきます。

テレビでは、『秘書スージー』や『スーパーマン』『名犬ラッシー』『ママと七人の子どもたち』など人気ドラマが家族団らんとして視聴されました。

映画ではジューームズ・ディーン、音楽ではエルビス・プレスリーが登場し、人々のライフスタイルに大きな影響を与えます。憧れのスターの誕生です。

自動車がようやく手頃な価格になって自動車文化が花開きます。道路上にドライブイン式銀行や飲食店、ドライブイン食堂が開店します。

１９６０年代、生活に便利な自動車を購入し、移動距離が増すようになり、人口が郊外に移動します。このことから郊外に一戸建てを購入することがブームとなり郊外人口は３倍に膨れ上がりました。

コミュニティ時代の到来

郊外に住む人の大半は白人でした。ヒッピー族が誕生したのは60年代。この頃のアメリカの大統領はドワイト・Ｄ・アイゼンハワー、ジョン・Ｆ・ケネディです。

戦後アメリカの発展から50年は、「家の外のわが家」で、近隣の労働者階級にとって社交クラブのような集まりが全米に広がっていきました。

地域の皆が、愛他精神にもとづき、助け合い、楽しむコミュニティのライフスタイルが生まれることになったのです。

地域の結婚披露宴や同窓会、ボーリングや編み物クラブなど、地域ぐるみで助け合って生活するライフスタイルです。

華やかに発展をした80年代。

砂糖、蜂蜜、酢、小麦粉、チーズ、乾燥リンゴなどバラ売りされていましたがパッケージ商品として包装され、そこに商標（ブランド）ラベルがつけられていきます。チューインガム、タバコ、石鹸、クッキー、ビスケット、クラッカー、コーンなどたくさんの商品がスーパーマーケットの棚に並び、そのブランドを消費者は競って購入していきます。

その代表的なものは、ナショナルビスケット（いまのナビスコ）、ハインツ、アイボリー石鹸（P&G）、ジレット、コダック、コカ・コーラなどの消費財メーカーです。

ファストフード登場

ホットドック屋台が成功

１９４０年から30年あまりのあいだにファストフードはアメリカ社会の隅々に浸透していきました。

その始まりは、南カリフォルニアのささやかなホットドッグ屋台やハンバーガー屋台に始まったファストフード産業です。アメリカのありとあらゆる場所に広がっていきました。

ファストフードは、飲食店やドライブ・スルーはもちろん、競技場、空港、動物園、小学校、中学校、高校、大学やクルーズ船、電車、航空機の中で、さらにコンビニ、ディスカウントストア、ガソリンスタンドで、そして病院の売店や食堂でも口にすることができました。

ファストフードはアメリカ人の生活に革命的な影響を与えることになりました。

このファストフードの目覚ましい成長は、アメリカ社会の変化によって起きたものです。

1975年のアメリカでは、幼い子供を抱えた母親の約3分の1が、外で働いていました。その後数年で、外で働く母親は3分の2に到達しました。マグドナルド社は、1968年に、店舗数1000店舗でしたが、いまでは世界中に約3万店以上展開しています。コカ・コーラを抜いて世界のトップブランドになっています。

ファストフード産業の始まりは、カール・カーチャーさんがオハイオ州から、1937年、カリフォルニア州アナハイムに赴いたことからです。おじのところで働きながら1台のホットドッグ屋台を購入したことから始まりました。これが成功したのです。

ところがカールさんの耳に、ロサンゼルスより100キロ東のレストランで、ハンバーガーを1個15セントで売っているという噂が入りました。カールさんは車を走らせて、そこにきたるべき世界を目の当たりにすることになったのです。

マグドナルド兄弟

それはリチャードとモーリスのマグドナルド兄弟が、1937年、始めたバーガー・ドライブインだったのです。

ドライブイン経営に不満を抱くようになったマグドナルド兄弟は、1948年、まったく新しい調理方式を採り入れました。スピードの向上、価格の低減、売上増大を目的とした生産方式、つまりサービスの工業化を実現することになったのです。

メニューの品数を以前の3分の1に、ナイフやスプーン、フォークなど使用するメニューは廃止、皿やグラスも一掃し紙コップ、紙皿、紙袋にしました。販売するバーガー類はハンバーガーとチーズバーガーのみです。

調理はいくつかの工程に分けて、それぞれ別の人間が行います。ひとりがハンバーガーに火を通し、もうひとりはポテトを揚げ、もうひとりが仕上げをする、別の一人がシェイクを用意し、もうひとりが客の応対をするというふうに工程を分けたのです。

このマグドナルド方式を模倣する人たちがつぎつぎに登場してくることになりました。

いま、私たちが街なかでみるマグドナルドです。

テレビコマーシャルの貢献

豊かになった消費者のライフスタイルを変えた大きな原動力は普及したテレビの影響でしょう。加工食品メーカーは競って消費者に自社の商品をより多く販売するためのコマーシャルを毎日放映することになったのです。

著名な歴史家で偉大なブースティンが『過剰化社会』（東京創元社）につぎのように書いています。新しい豊かなライフスタイルを普及させる大きな役割は広告、コマーシャルだと。

　広告はアメリカの経済にとって経済を拡大するために本質的に重要になっている。アメリカ式の生活水準を設定する上で、広告は大きな役割を演ずるようになっている。広告は楽観的見通しを表現し、誇張し、共同体の感覚を表し、アメリカの文明の重要な特徴となった到達感、先へ先へとどこまでも到達できる感覚を大衆に表現してきた。

と述べています。

広告が、大量の商品が消費される消費社会を生んだのです。

アメリカンドリーム、豊かな社会への爆走がコマーシャルによって始まっていきます。旦那さまとと小さな子どもを抱える主婦の朝は時間との戦いでした。

前述したように、その解決に加工食品メーカーが研究に研究を重ね商品を開発していったのが商品のコンビニ化です。

冷蔵庫、調理器具、食器洗い器、生ごみ処理や電子レンジなどの便利な家庭器具が誕生します。「直ぐ食べられる食品」「3分での朝食」「手にとってそのまま食べられる」、極め付きは電子レンジでチンの「TVディナー」でした。

ベビーブーマー世代は郊外に大きな家を購入し、自家用車で通勤。子供を学校に送ったり、休日は子どもの野球チームに同行したりと、とにかく時間に追われる毎日です。

家族団らんはお祈りをし、夕食するという伝統的な食事スタイルから人気のテレビドラマを家族で見るためにTVディナー、それぞれが冷蔵庫から食べ物を取り出してテレビの前で食事するスタイルに変わっていきました。

巨大になったコカ・コーラ社のコマーシャルなど

巨大清涼飲料メーカー、コカ・コーラさんはモダンなライフスタイルをイメージさせるのに成功していきます。「スカッとさわやか」などコマーシャル。

コカ・コーラさんのコマーシャルの歴史を見ておきます。（左頁参照）

テレビなどによるコマーシャルは、私たちに大きな影響を与えます。

商業資本主義が発展し、巨大な加工食品メーカーや巨大な小売業ができたのは、広告の影響です。

私たちは、何も真実を知らされず、コマーシャルの影響を受け、過去になかった新しいライフスタイルを求め、消費しています。

その代表は、コカ・コーラでしょう。

広告業界の巨匠と言われたエドワード・バーネイズさん、マーケッターは誰もが知っている方です。彼の著書『プロパガンダ』（誠信書房）の一節に、つぎのようなことが書かれています。

コマーシャルの歴史

1886年	コカ・コーラを飲もう	Drink Coka-Cola.
1893年	頭に体操に理想的	The ideal brain tonic.
1905年	コカ・コーラを飲んで元気回復、長く効く	Coka-Cola revives and sustains.
1992年	のどの渇きに季節なし	Thirst knows no seson.
1929年	リフレッシュする一休み	The pause that refreshes.
1941年	渇きが求めるすべて	Everything your thrist could ask for.
1956年	コカ・コーラ、良いものを良い味に	Coca-Cola,making good things taste better.
1960年	コークがリフレッシュにいちばん	Coke refreshes you best.
1970年	これがホンモノ	It's the real thing.
1971年	世界中の人にコークを	I'd like to buy the world a Coke.
1979年	コークとスマイル	Have a Coke and a smile.
1982年	これがコークだ	Coke is it.
1985年	ニュー・コーク	New Coke.
1989年	気持ちには逆らえない	Can't beat the feeling.
1990年	ホンモノにはかなわない	You can't beat the real thing.
1993年	オールウェイズ(いつも)	Always.
1998年	エンジョイ(楽しもう)	Enjoy.
2001年	生きてるってステキ	Life tastes good.
2002年	世界はコークを愛している	All the world loves a Coke.

大衆の組織化された習慣と意見を意識的かつ知的に操作することは、民主的社会において重要な要素である。わが国の支配者である影の政府を構成するのは、この影の社会機構を操作する人間たちだ。私たちの精神と思考と考えは、名前を聞いたことのない人々によっているのだ。

つまり、私たちは、必要のないものを買わされているのかもしれません。ビジネスは、いかにして、大衆を巻き込むかで反映が決まるのです。私たちは、仕掛られていると言っても過言ではありません。

『プロパガンダ』は、ナチの宣伝担当相ゲッペルスが愛読していたという話は有名です。国民の意見を意識的に支配するためにこの書を参考にしたのでしょう。国民の操作方法の学習です。

2章

流れが変わる　転換期へ

二人のお医者さんの指摘から

歯科医アイラー・シャノンさん

1975年、消費に対する態度が一変します。突然、消費者の警戒心が高まったのです。消費者の健康に関して、2人の人物が市民の代弁者として巨大になった加工食品メーカーに警鐘を鳴らしたのです。

その一人は、テキサス州ヒューストンの退役軍人、病院で勤務していた進取的気性の歯科医アイラー・シャノンさんです。

子どもの虫歯が爆発的に増えたことに危惧をいだいたシャノンさんは、地元のスーパーに出かけ78種類のシリアルを買い込み、実験室で糖分量の測定に取り掛かったのです。

その測定の結果、3分の1が糖分量10～25％、2分の1が50％近く、さらに糖分が高いものが11種類。その一つに70・8％とほとんど砂糖といえるシリアルもありました。砂糖を混合したのはケロッグさんの弟さんが最初です。

ジーン・メイヤーさん

もう一人の人物は、ハーバード大学栄養学教授ジーン・メイヤーさんです。

メイヤーさんは、貧困と空腹の研究者で、１９６９年に、リチャード・ニクソン大統領の顧問をしています。

食と栄養と健康に関するホワイトハウス会議を組織、低所得世帯の子どもへの食品割引制度や低所得者世帯の子どもに対する学校給食拡充制度などを導入された教授です。

メイヤーさんは、肥満を「文明病」と呼び、増大する肥満は加工食品業界が原因であると指摘しました。

糖を最も危険な食品添加物の一つと考えるようになり、「糖には低価格でカロリーを提供するという貴重な役割がある」という食品業界の主張に断固異議を唱えました。

業界はメイヤーさんを脅威として見るようになりました。

１９７７年には、新聞の食品担当者や編集者が集まる会議で食品メーカーが苦しい対応を迫られることになります。

子どものコマーシャル問題

医療専門職など1万2000人が署名した嘆願書が連邦取引委員会（FTC）に提出されました。

嘆願書の内容は、糖分の多い食品の広告を子ども向けTV番組で流すことを禁止するというものでした。

長い間政治的支援の見返りを得ていた人たちの吹き溜まりだった連邦取引委員会のメンバーを、ニクソン大統領は人事を一新。業界に関係ある人物を退任させました。

そして理想主義の若い法律家が集まるようになったのです。業界への真剣な闘いに乗り出したのです。

消費者運動の活動家が連邦取引委員会に求めたのは、子ども向けに甘い食品を宣伝活動することを抑止することでした。

子ども向け商品をすべて合わせた広告費は、マスメディアにとって年間6億ドル（660億円）の収入源です。

メディアは、この貴重な収入源を守ろうと徹底抗戦。子ども広告の規制は、結局、失敗に終わりました。業界の圧力のためにです。

肥満の原因は加工食品

１９８０年代、肥満になる人々が増加し社会問題となります。

肥満になる原因の調査や研究があちこちで始まります。その犯人は加工食品であると指摘されることになりました。加工食品に使われている「砂糖・塩・脂肪」が問題視されたのです。消費者は、はじめて加工食品は健康に悪いということに気づき始めたのです。食品メーカーは大きな課題を抱えることになりました。

１９８０年代後半には、政府機関の「アメリカ食品医薬局（ＦＤＡ）」が健康指針を発表します。

このような動きから巨大加工食品メーカーと彼らの製品を購入する消費者の対立が始まることになったのです。

消費者の代弁は、誠意ある医療関係者や栄養士。そして心臓病や糖尿病、ガンなどの病気で死亡する人数が増えていくため、それを抑制したい政府機関が、対策に乗り出すことになったのです。加工食品メーカーと医療・政府の対立する戦闘が始まることになったのです。

アメリカは肥満大国となる

アメリカ人の肥満に関する驚くような統計を見たことがあるかもしれません。スーパーマーケットやファストフードで見かける人々が、数年前に比べて、さらに太っていることに気づくでしょう。でかい体に、出っ張った腹。

小学校の教室や運動場では多くの子どもたちが、肥満のため体を動かせず、6メートルの距離でさえ息切れしながら走っています。

みんなの1番うしろをドタドタと。

アメリカでは、人々が肥満に浴していることは見過ごすことはできない状況になっています。

成人のアメリカ人の３人に２人が過体重です。成人人口の３分の１が肥満。恐ろしい数値です。

肥満を放置していると、やがて糖尿病に。糖尿病は万病の元です。

政府が負担する医療費は今でも大変なのに、これ以上増えることは国家の破綻に繋がります。肥満は早期に解決しなければなりません。

以上は、世界的な栄養学博士のコリン・キャンベル博士が『チャイナ・スタディー』（グスコー出版）で指摘しているアメリカの肥満問題です。

アメリカで増え続ける　子どもの肥満問題

子どもの肥満はさらに深刻です。アメリカ人の若者（6〜19歳）の約15%は過体重です。また、若者全体のほかの15%は今後、過体重になる危険性があると言われています。

過体重の子どもたちはさまざまな心理的・社会的課題に直面することになります。

太った子どもたちは友達をつくるのも難しくなり、怠け者でだらしないと思われることが多いのです。仲間から除外されかねないのです。

行動障害や学習障害があることも多く、青少年期に形成された低い自己評価は一生続くことになりかねません。悲しい一生を送ってしまう原因になるのです。

太った青少年もまた、多くの病気に遭遇する可能性があります。彼らはたいていコレステロール値が高く、これは血管に関わる病気を予告しています。

耐糖能力障害の問題が起こり、その結果、糖尿病になる可能性が高くなるからです。

肥満の子どもたちは、肥満でない子どもたちに比べて高血圧になる可能性が9倍も高いというデータもあります。

何よりも問題になるのは若いうちに肥満になると、生涯にわたる健康上の問題を抱え、そのまま肥満の大人になっていく可能性が極めて高いのです。子ども時期に肥満になることを極力避けることが、絶対、必要なことなのです。

メタボ症候群「太っているほど早く死ぬ」

ラテン系アメリカ人のダイアナさんは8歳で体重90キロ。2型糖尿病でした。メタボ症候群は怖い病気の詰め合わせです。

人は肥満で死ぬわけではありませんが、肥満と「旅する」病気によって死ぬのです。代謝不全。メタボから糖尿病、そして高血圧、心臓病、ガン、認知症などの病気を引き起こすことになるのです。

メタボ症候群が引き起こす10のリスクがあります。

肝臓のインスリン抵抗性（代謝機能不全）
高インスリン血症
脂質異常症
高血圧
心臓発作・脳卒中
肝硬変
不妊症
２型糖尿病
ガン
認知症

です。肥満が万病の元であるとする理由です。

では、なぜ肥満になるのでしょうか。

食べ過ぎが大きな原因です。特に加工食品を食べることが原因です。

加工食品は、砂糖と脂肪と塩を微妙に組み合わせ、極めて美味しくし、あなたの舌をハイジャックします。

果糖が健康を害す

この食べ過ぎが、胃が持っている「満腹センサー」を機能不全にするのです。満腹センサーは、食べ過ぎを防ぐように胃から脳の視床下部へ、「もう食べなくていいよ」というメッセージです。これが機能不全になれば、美味しいからと加工食品を、どんどん食べてしまうのです。手が止まらないポテトチップスは良い例でしょう。

トランス脂肪酸（お菓子など食品棚のすべての商品が内部に含んでいる脂肪）やトウモロコシを原料としたすべての加工食品・アルコール類は、すべて果糖という砂糖を含んでいます。

この果糖は健康にとって悪役、健康を害する大きな原因です。安くてうまい「果糖」という毒。果糖はあらゆるものの中で、人類の知る限り最も成功した食品添加物です。甘さを与えているのは果糖、これこそ私たちが追求しなければならない危険な分子です。慢性代謝性疾患を引き起こすのは果糖です。果糖という糖分は私たちをゆっくりと殺していくのです。

砂糖も同じようなものです。砂糖も健康にとっていいことはありません。砂糖は、エンプティ・カロリー（栄養素ゼロ）食品です。

砂糖の摂取は、アメリカ人一人あたり一日あたり１８４グラム、年間60キロ以上摂取しています。１００年前に比べ５倍になるそうです。消費している総カロリーの20％から25％が、スプーン22杯分に当たる砂糖から摂取しているのです。

豊かになったアメリカでは、その豊かさが原因で、たいていの人が決まった道をたどって死んでいきます。

こうした「裕福病」は、すべて同じ元凶から発症しています。言い換えれば、それは「欧米風の食習慣」を指しています。

加工食品メーカーと消費者・政府の闘い

巨大加工メーカーの会議

このような時代背景から、巨大加工食品メーカーは、対策を検討するため、普通ならありえない会議が開催されました。

1999年4月3日、ミネソタ州ミネアポリス。

米国最大規模の食品メーカーのトップ11人が続々と高級車で乗りつけ、ピルズベリー本社（クラフト社）の31階に集まったのです。

11社で、70万人の雇用、年間2800億ドル（約30兆円）の売上を達成する大手食品メーカー11社です。

巨大な食品メーカーとは、ネスレ、クラフト、ナビスコ、ゼネラル・ミルズ、P&G、コカ・コーラ、マースなどです。

会合は、米国国立衛生研究所や消費者の「砂糖・塩・脂肪」に関する健康意識への高まりへの対応策を検討することでした。互いに熾烈な「胃袋シェア」の争いをしていたのですが、協力していくことにしたのです。

会議は、クラフト社広報部門で経験を積んだスポークスマン、マイケル・マッドさんの提案から始まりました。提案が終わり、ことの重大さに、静まり返ったのですが、業界のトップを走っていたゼネラル・ミルズ率いるサンガー会長さんが意見を述べます。

「消費者は気まぐれであり、象牙の塔に立てこもる消費者団体も同じだ。

槍玉に上がるのは砂糖のこともあり、脂肪のこともある。

それでも大方の消費者は自分の好きな食物を買うし、彼らが好きなのは、美味しい食べ物だ。

栄養がどうのこうのってやめてくれ。僕が気にするのは味だけだ。こっちの方は美味しいっていうんなら、美味しくないものを売り込もうなんておせっかいはしないでくれ。」

この発言で、会議を招集した意味がまったくなくなりました。各社が勝手に動くことになったのです。

なんでもありの商品開発

会議の後、食品メーカーの技術者達は、さまざまなことに挑戦していくことになります。砂糖・塩・脂肪を抑えた新たなコンセプトで商品開発をすることに着手しました。しかし、その商品は売れませんでした。健康を考えるあまり砂糖・塩・脂肪を減らせば、美味しさが消えてしまうのです。売上は激減しました。

危機を感じた役員たちは、「全製品を、いますぐ脂肪を増やせ」と開発技術部を叱咤激励します。

技術者達は混乱するしかありません。会社トップの命令なのです。基準数値を守るため加工食品メーカーは政府機関の出す基準数値に近づけるために研究所を強化し、数百数千人の化学者を雇用、対策に乗り出すことになります。

このころから天然資源「砂糖・脂肪・塩」ではなく、化学が生み出す砂糖、つまり果糖など多数の添加物が生産されるようになるのです。決して自然にはない製品を開発し、生産するようになるのです。

至福の方程式登場

巨大加工食品メーカーがヒット製品を開発する方程式を開発しています。砂糖・塩・脂肪を微妙に組み合わせる「至福のポイント方程式」と名付けた方程式です。

消費者の肥満や健康問題を考えていたら、売上は減少し、競合他社に勝てなくなる、砂糖・脂肪・塩の一日当たり摂取基準（グラム）を守っていたのでは、業界で取り残され、会社の存続が怪しくなるのです。

食品メーカーは甘味料・果糖など化学合成の糖を開発、20種類以上もあるそうです。これらをバラバラに配合すれば商品ラベル表示で糖の合計値になりません。ラベルへの印字は、配合量の多い順に記載すれば良いからです。

以上、マイケル・モスさんの著書『フードトラップ』（日経BP社）に書いていた内容です。マイケル・モスさんはピューリッツァー賞を受けた「ニューヨーク・タイムズ」の記者です。数年の取材から書き上げた素晴らしい内容です。

コカ・コーラ社、ダンの物語

以下の物語は『フードトラップ』から要約した内容です。

コカ・コーラ社は、どのようにして巨大になり、どこに突き進んでいるのでしょうか。一人の従業員のインタビューからその様子を知ることができます。ジェフリー・ダンさんのお話です。

父親から憧れの話

父が勤めたコカ・コーラは憧れでした。ジェフリー・ダンは、子供の頃に聞いた父の話はすべてそのとおりでした。

ダンの父は、ダンが5歳のとき、コーラに入社しました。販売責任者としてスタートした父は、マーケティングの先鋒となり、コカ・コーラを世界中の大規模なスポーツイベントに登場する飲料へと変身させていったのです。

父がペプシの「悪い奴ら」とどんな闘いをしてコカ・コーラのブランド力を守っていったか、私たち家族はいつも知っていたとダンは述べます。

やがて息子ジェフリーの番がやってきます。

1984年、27歳の息子ダンは父と同じコカ・コーラに入社します。そして、コカ・コーラのファウンテン販売部門に配属されます。

ファウンテン販売は、コカ・コーラの海兵隊。タフな部署。飲料業界を掌握してアメリカ国民の食習慣を変えようとしていたコカ・コーラにとってファウンテン販売キャンペーンが最前線でした。

ハンバーガーやフライドポテトと一緒に、もっとコカ・コーラを売る方法としてマーケティング部門が編み出した売り方でした。

コカ・コーラは企業というよりは小国家です。

ケロッグ社は消費者の不安や望みを見つけ出すために特別なチームを編成して作戦室を設けましたが、コカ・コーラは組織全体が作戦室と化していました。

ジョージア州アトランタにある本部では戦略を示した図表や文書がデスクにも会議室に

もずらりと並び、すべての従業員は長時間を会社に捧げます。

コカ・コーラの一日は午後6時には到底終わりません。

子どもを持つ従業員は学校や保育園への迎えに四苦八苦。女性重役が、社内託児所を検討してはどうかの提案に、当時の社長さんは「この敷地内に託児所ができることはない」と拒絶します。

企業戦士ロバート・ウッドラフさん

この社風を浸透させた人物ロバート・ウッドラフさんは、古典的な企業戦士です。ロバートさんの父のアーネストは、投資家たちに働きかけて、利益が出なくなったコカ・コーラ社を2500万ドル（27・5億円）で買い取りました。

ロバート・ウッドラフさんは、その後60年にわたってコカ・コーラを経営。幅広い実績を残しています。一つは、1927年に海外部門を設立したこと、もう一つは第二次世界大戦中の決断です。

戦地を問わず、軍服を着たすべての兵士にコカ・コーラを1本5セントで販売すること。

軍務を終えた兵士たちを、男も女も、コカ・コーラの大ファンにしたのです。

ロバート・ウッドラフさんには別の資質もありました。業界の誰よりも、人々の情動に訴える方法を知っていたことです。メッセージが最も届きやすい状況をつくり、コークを飲んでもらえるように仕掛けたのです。

幸せな時間、特に子どもにとって幸せな時間。そしてアメリカ人の娯楽のパートナーとなるのです。

ダンは父から聞いた話を話してくれました。

ウッドラフさんがこういったという話です。

「子どもの頃、父が初めて野球の試合に連れて行ってくれた。父と過ごした最高の思い出だ。そのとき父が買ってくれた飲み物は何だと思うかね？　氷が入った冷たいコカ・コーラだ。それは幸せな記憶の一部になった。」

という話です。ダンは続けました。

つまり狙いは、こうした特別な記憶の一部になろうとしたのです。これはマーケティング戦略として史上最高か、少なくとも3本の指に入るでしょう。

問題視され始めた清涼飲料

コカ・コーラも、ペプシも他のソフトドリンクも、売上が2倍、3倍と伸び続けていました。しかし、アメリカ人は飲みすぎの傾向も強まっていきます。栄養学者達は肥満の原因について議論するようになり、食料品で売られる6万点もの商品のなかで直接的原因として最も問題視されたのが清涼飲料だとされたのです。

非難の対象になったのは、1本当たり小さじ約6杯分の糖分を含む缶入りコカ・コーラではありません。

缶のコカ・コーラが一線を退き、20オンス（600ミリリットル）に糖分小さじ15杯分、1リットルに糖分26杯分、64オンス（2リットル）に糖分48杯分だったボトル製品でした。

1995年、子どもの3人に2人が20オンスボトルを一日1本飲んでいました。コカ・コーラのヘビーユーザーは一日2本飲む消費者が多くいたのです。

ダンは、北南米の社長に就任します。仕事と会社をこよなく愛し、自分が売る商品に疑問を持つことは一度たりともありませんでした。

ダンの後悔

2001年、部下に案内されて、ブラジルへ出張します。

突然、目の前の子どもたちがアメリカの子どもたちと重なって見えてきました。コーラ依存性に取り込まれていく子どもたち。やりすぎだと確信します。

そうして栄養も考える方向に会社を立て直そうとしましたが、夢は破れ、この4年後に退社します。

最終的にダンは、最も深く後悔させられることがありました。

ダンはつぎのように語りました。

肥満の増加は著しい。その根っこがファストフードやジャンクフードやソフトドリンクの消費拡大と直結していることは疑いの余地がない。具体的にどれが原因か特定できるかと、ソフトドリンク業界の人間は常にそう言ってきた。ですが、肥満率と、糖分の多いソフトドリンクの一日あたりの消費量をグラフにして重ねてみればわかることだ。間違いなく、99・999％相関する。

ダンも知ることになるように、コカ・コーラが強い依存性をもつ理由は糖分や秘密成分以外のところにあります。

部下のチャーリー・フレネットさんが、1990年後半、分析に踏み切るまで、コカ・コーラ社員ですら知らなかったことです。

最高マーケティング責任者となっていたフレネットさんは、スイスを本社とする世界最大の香料・香水メーカーである調査会社に、コカ・コーラの魅力の根本的な理由を明らかにするように依頼したのです。

分析を終えた調査会社は、まず炭酸そのものの魅力が非常に大きいことを指摘。これは、炭酸が抜けたコカ・コーラを一口飲んでも実感できること。だが調査会社は別の発見もしたのです。

それは、私たちの体の奇妙な癖からくるもので、いまやあらゆる加工食品メーカーに利用されているものです。

消費者ははっきりした強い風味を持つ食べ物を好む。それに飽きるのも非常に早いが、このことを覚えていて、つぎに買い物にいくと同じものを買ってしまう可能性が高いということです。

ダンの退社

ダンは20年の勤務での罪悪感から退社します。

2000年のある日、コカ・コーラ本社の角部屋にあったダンのオフィスに本が届きました。頼んでもいないのに送られてきたのです。

『シュガー・バスター！カロリー神話をぶっ飛ばせ！』（邦訳『砂糖病』）という本でした。共著者には、ニューオリンズの医師も2人含まれていました。彼等は、糖分摂取の急増が米国人の健康を大きく損ねていると主張、矛先を清涼飲料に向けていました。

「一般的なソフトドリンク1本には小さじ10杯分の糖分が添加されている。これを実感するため紅茶グラスに砂糖を小さじ10杯分入れて飲んで見なさい」と言われたら実行する人はどのくらいいるだろうか。

2001年、44歳のダンは重要ターゲット地域の一つであるリオデジャネイロの貧困地域を歩いていました。突然のことでした。頭の中で声がしました。

「この人々が必要とするものはたくさんある。でもコカ・コーラではない」と。

「ほとんど吐きそうだった。その瞬間から仕事の面白みは消え失せてしまいました」と。

加工食品メーカーの商品開発概念は「大胆、抜け目なく、遊び心がありながら挑戦的性格を、商品に持たせる」です。

これが会社を成長させるマーケティング戦略です。その影響を受けるのは、何も知らされない、何も知らない、私たち消費者、弱者、愛すべき国民なのです。

「ガンとの闘い」を宣言した大統領

豊かさを求めての食生活が、肥満など問題を起こし始めました。

１９４０年代から始まった繁栄への道が、１９７０年後半から、アメリカ人に肥満や糖尿病、心臓疾患、ガンなどの病気を急速に増やしていくことになり、アメリカ政府は深刻な問題を抱えることになったのです。急速に増大するこれまでに少なかった生活習慣病へ対する国の医療費負担が増大したからです。財政を考慮したら決して放置して良い問題ではありません。そして政治が動くことになったのです。

１９７７年、87代ニクソン大統領は、「ガンと闘う！」ことを宣言します。ニクソン大統領は、「何十年後かに振り返ったとき今日の出来事が本政権において重要な功績となればと願っている」と宣言したのです。ガンと闘おうとした初めての大統領でした。

ニクソン大統領はウォーターゲート事件で失脚し、大統領を退くことになったのは有名な話です。

葬られたマグバガン・レポート

副大統領だったフォードがあとを継ぎ88代大統領となりました。フォード大統領は、4年後、再選で落選し、選挙無しで大統領になった最初で最後の大統領でした。

しかし、人格が優れており、ニクソン以上に後世に凄い事柄を残すことになりました。現在、世界中に話題となっている『マグバガン・レポート』を残した大統領だったのです。大統領は、なぜ米国ではこのようにガン患者になる人が多いのか、その原因を突き止めるよう指示を出します。

これが画期的なレポートを生むことになったのです。それが『マグバガン・レポート』です。

上院議員マグバガンを中心とする10人以上のメンバーで委員会を編成し数年かけて、その結果を5000ページにわたるレポートとして上程したのです。

そのレポートには、なんとガンや心臓病などの病気は、主に食生活、食事に原因がある、と報告したのです。1977年のことです。

当時の医学や栄養学の専門家さえ見落としていた、アメリカの食生活の問題点を公式の立場から初めて病気の原因であると指摘した報告書でした。

マグバガン・レポートは、アメリカ国民は20世紀初頭の食事に回帰すべきだと提言しています。

それが実現すれば、ガンは発病も死亡も20％減少する、心臓病は25％減少、糖尿病は50％減少すると推計しています。

このレポートで「世界で１カ国だけ理想的な食事をしている国がある。それは、長寿世界一の日本である」と記述しています。42年前のことです。

これより３年遡る１９７４年、中国では周恩来首相が膀胱ガンに羅患しました。周恩来さんは「なぜガンになるのか原因を突き止める調査」を命じます。

ガン発症の史上最大、史上初の原因調査です。

なんと65万人の専門家で８億８０００万人を調査したのです。残念なことですが、この結果が出る前、周恩来さんは死亡してしまいました。しかし、この調査が、すべて中国のどの地域がどの病気に羅患するか、病気別に地図で表現していました。

これが後に、コリン・キャンベル博士の「病気の原因は食事にある」と考えていたことを科学的に証明する機会を得るきっかけになりました。

アメリカは元々がガン患者の多い国ですから、ガン研究はどこよりも進んだと言えるでしょう。

アメリカの豊かさが招く病気

米国の死因は、1位心臓病で71万7760人、2位ガン（悪性新生物）で55万3091人、3位が医療ミスで22万5400人、4位が脳卒中（脳血管疾患）で16万7661人、5位が慢性下部呼吸器疾患で12万2009人となっています。（1997年度）。

アメリカは、ガン予防を国策として掲げ、そこに国民が積極的に参加し、ガンを減らしていくことになります。

マクガバン報告発表2年後の1979年、国立衛生研究所が健康政策に数値目標を定めて体系化した「ヘルシーピープル」を策定しています。

ここには何年間で喫煙をこれだけ減らそうとか、野菜の消費量を増やそうとした数値目標などが何百と盛り込まれていました。これはその後も「ヘルシーピープル2000」「ヘルシーピープル2010」と継続され、目標値の大多数がつぎつぎに達成されています。

さらに国立衛生研究所は上院の委員会と、米国科学アカデミーという権威ある科学者団体の双方から、食生活でガン予防が可能かどうかを研究してほしいとの重要な要請を受け、その研究の結果、植物性食品に含まれる化学物質のうち約600種にガンの予防効果があることを発見しています。たとえば、緑茶などに含まれるカロテノイド、ハーブなどに含まれるテルペンという成分です。

そして1990年に「デザイナーフーズ・ピラミッド」を公表します。食品のガン予防力を視覚的に示すことで、どの野菜をどれだけ食べるべきかが一目瞭然となり、アメリカ人の生野菜への関心が高まっていくきっかけになったのです。

アメリカ政府は、以上のように早くから生活習慣病と闘っています。日本はどうでしょうか、少し考えてみたいと思います。

日本のガン研究は世界トップレベルです。ガンの遺伝子治療に先鞭をつけ、ガン細胞にピンポイントで照射する放射線治療など、技術面で抜きん出ている国です。では、どうして日本ではガン罹患者が増加し、アメリカでは減少しているのでしょうか。不思議です。

日本とアメリカのガン予防の違い

日本とアメリカでは、ガン予防に対する取り組みが決定的に違っているからです。アメリカはガン予防を国策として掲げたのに対し、日本は「予防ではなく治療」が中心です。

しかし、ガン予防にまったく無策だったわけではないようです。厚生省が中心となり健康生活の方針を何度も打ち出していましたが、ほとんど効果が上がらなかったのです。

１９８５年の「健康づくりのための食生活指針」では、一日30食品の食事目標を掲げました。これがあだとなって肥満者が続出します。

２０００年の「食生活指針」では「主食、主菜、副菜を基本にバランスを」という曖昧な表現のため、実効性が伴いませんでした。逆に混乱を招いてしまいました。

アメリカは官民一体の国策としてガン予防に取り組んできたのに対し、日本はアメリカのような国策はありません。日本の「国策不在」が今日のガン罹患者を増加させているといっても過言ではないでしょう。

国策不在は今後も続くと思っています。

首相はじめ政治家に「ガンと闘う」強い意志が見られないからです。治療、高額治療薬の創薬が中心です。

欧米が予防に立ち向かっているのに、視野が狭く、不勉強であり、本当に国民の幸福を願っているか甚だ疑問です。

日本の国策は、ガン予防意識が極めて低すぎることから予防意識を高めるようにもっていく政策、予防の真実を伝える政策が必要です。

予防の真実は、けっして「早期発見・早期治療」ではありません。病気にならない体を維持し、たとえ病気になったとしても何よりも早く改善することのできる食習慣の改善が最も必要としているのです。

病気の予防に関する最新情報については7章以降で、ご紹介していきます。

豊かさが招く日本人の病気

日本は、江戸時代後期から明治維新にかけて、欧米の生活や食のライフスタイルをモダンなこととしてすべての産業、消費者が追いかけ始めます。流通業界も加工食品メーカーも政府も医療業界も欧米スタイルを追いかけたのです。その結果、欧米と同じように豊かさが招く「裕福病」に罹患するようになってしまいます。肥満はどうなったでしょう。

２０１７年9月の国民健康・栄養調査によりますと肥満者は、男性で31・３％（３人に一人強）、女性で20・６％（5人に一人）となっています。

過去10年間、男女とも有意な増減はありませんが、戦後すぐは肥満だった人はほとんどいなかったのです。肥満ゼロの国だったのです。

肥満は、体格指数ＢＭＩが25以上の人です。

ＢＭＩは、体重を身長の２乗で除算する数値です。アメリカ人ほどではありませんが、欧米化の食生活で日本人の肥満が増えてきたことは事実です。

日本の子どもの肥満はどうなっているでしょうか。

幼児では肥満度15％以上が太りぎみ、20％以上がやや太りすぎ、30％以上が太りすぎとされ、学童では肥満度20％以上が軽度肥満、30％以上を中度肥満、50％以上を高度肥満とされています。

１９７０年代以降、食生活やライフスタイルの変化によって、子どもの肥満が急激に増えています。

現在は、増加傾向は止まってきていますが、すでに10％を超え、15％に接近してきています。10人に一人が肥満となっているのです。10～15％の肥満な子供がいることになります。

欧米化した食習慣に急速に進んだ日本ですが、日本の糖尿病・脳疾患・心疾患・ガンなどの生活習慣病は、どのような数値になっているでしょうか。

１９５８年のガン死亡者は８万７８９５人でした。58年後の２０１６年のガン死亡者は37万３３３４人。４倍に増加しています。

２０１４年のガン患者数は、86万７４０８人でしたが、２年後の２０１６年は99万５１３２人と４・７％増加しています。もうすぐ１００万人です。欧米は、１９９７

年頃からガンは減少傾向にあります。

毎年生まれる赤ちゃんが２０１７年から１００万人を割り、現在98万人になっていますが、同じ数だけの人がガンと診断されていることになります。

日本の生活習慣病

アメリカ医師会ジャーナルに発表された論文、２００５年から２０１５年の「ガン羅漢率の変化」の調査でこの10年間で20％以上増加した国はわずか6カ国でした。１９５カ国の調査です。

その１カ国は日本でした。驚きです。医療先進国と言われる日本が、なぜ最悪の道をたどっているのでしょうか。治療ばかりに専念し、予防に関する研究に意識が低いことが原因です。早期発見・早期治療も大切ですが、より重要なことは予防、予防医学なのです。

日本生活習慣予防協会のホームページで調べてみました。掲載されている統計数値は２０１４年の数値です。

日本の生活習慣病の主な病気別患者数と死亡者数が下記のように掲載されていました。

生活習慣病の主な病気別患者数と死亡者数

病　名	患者数	死亡者数
高血圧症患者数	1,010万人 10人に一人	6,932人
糖尿病患者数	316万6,000人	1万3,407人
高脂血症患者数	206万2,000人	
慢性腎臓病の患者数	1,330万人	32万448人 （透視患者数）
心筋梗塞・狭心症の患者数	172万9,000人	19万6,926人
※急性心筋梗塞患者の14％は、病院に搬送される前に心臓停止		
脳梗塞患者数	172万9,000人	6万6,058人
肺ガン患者数	14万6,000人	7万3,396人
大腸ガンの患者数	26万1,000人	4万7,654人
ガン全体の患者数	162万6,000人	年間37万131人

出典：日本生活予防協会ホームページ

以上、主な生活習慣病患者と死亡者です。年間約70万人が不幸にもあの世に逝ってしまいました。70万人の家族の悲しみと涙、衝撃と不幸と落胆です。

その他、動脈硬化の人は4人に一人。動脈硬化が原因で心臓や脳の病気で亡くなっています。動脈硬化の原因は、動物性食品での過剰な脂肪の摂りすぎが大きな原因です。この食習慣は、年老いて認知症やアルツハイマー病に関係してきます。認知症に羅患する人は、2025年には730万人と言われているのです。

骨粗鬆症は女性で980万人、男性が300万人です。骨粗鬆症の原因は主に牛乳。この原因を突き止めたのは、元ハーバード大学の教授などが中心となった研究発表でした。1986年に発表した10カ国調査です。

「カルシウムの摂取量が多いと骨折リスクが高くなる」ことを説明する世界中で取り上げられた有名なグラフです。牛乳をよく飲んでいるアメリカやニュージーランド、スウェーデンがもっとも骨折が多かったのです。（コリン・キャンベル博士『チャイナ・スタディー』に掲載）

死亡数が多いガンの部位別のレポートもありました。2017年のガン統計をまとめた死亡数が多いガンの部位別にトップ5位はつぎのように掲載されていました。

男性で、1位 肺、2位 胃、3位 大腸、4位 肝臓、5位 膵臓
女性で、1位 大腸、2位 肺、3位 膵臓、4位 胃、5位 乳房
男女合計で、1位 肺、2位 大腸、3位 胃、4位 膵臓、5位 肝臓

つぎに、ガン部位別で生存率、男女別でベター（生存率が高い）5、ワースト（生存率が低い）5のレポートもありました。

男性ベター5は、甲状腺、皮膚、前立腺、口頭、膀胱
男性ワースト5は、膵臓、肝臓、多発性骨髄症、肺、胆嚢
女性ベター5は、甲状腺、皮膚、乳房、子宮、直腸
女性ワースト5は、膵臓、肝臓、多発性骨髄腫、胆嚢、脳

この他、比較的生存率が低い（20％代）主なガン部位は男女とも、食道、白血病、肺です。
日本人の死亡原因の順位はつぎのようになっていました。

トップは悪性新生物（ガン）27・9％、2位 心疾患が15・3％、3位 脳血管症8・2％、4位 老衰が7・6％、5位 肺炎が7・2％。トップ3位で日本人死亡者の52・4％。トップ5位合計で死亡者全体の67・2％となっています。

日本の国の医療費年々1兆円増加

医療先進国、医療技術で最先端である日本ですが、日本人が成人病の患者になり、亡くなっていく人が年々増加しているのです。政府も医療関連者も、このことを突き止めなければ、年々1兆円ずつ増加する国の医療費負担が破綻することが予測されています。

2018年9月に厚生労働省が発表した2017年度の概算医療費は、前年に比べて2・3％増えて42兆2000億円となっています。

予測では、2020年には50兆円、2024年には90兆円になるとする予測もでています。90兆円というと、2019年度の全国家予算にほぼ匹敵します。

この財源はどこから持ってくるのでしょうか。天文学者、哲学者、神学者でも答えることはできないでしょう。

3章

食文化の歴史　ヒトは何を食べていたか

5000年前のエジプト人の食事

以下はジェレミー・テイラー著『人類の進化が病を生んだＢＯＤＹ』（河出書房新社）の著書6章心臓病で紹介されていた古代エジプトのミイラ研究の話です。

およそ70年前、当時マンチャスター博物館でエジプト学の学芸員をしていたロザリー・ディヴィットさんは、放射線やコンピュータ断層画像などの医療用画像技術の専門家を集め、のちに「マンチャスター・ミイラ・プロジェクト」と呼ばれることになるプロジェクトのグループを結成しました。

ディヴィッドさんらは世界各地に収蔵されているエジプト・ミイラから、組織サンプルを少しずつ集めていきました。

以前からミイラの解剖学研究に取り組んでいて、古代エジプト人に心臓病と動脈疾患が蔓延していたことを記録していました。

大量の古文書から集めた資料をもとに、古代エジプト人の心臓病とライフスタイルには関連性があると考えていました。

彼らばかりではありません。

エジプト・ミイラの大動脈に石炭化（アテローム性プラーク）を最初に見つけたのは1852年、ヨハシ・チェルナックさんでした。

20世紀初頭、イギリス系ドイツ人のラッファーさんは、紀元前580年から紀元後627年までの数百のミイラに動脈病変があるのを確認しています。

ディヴィットさんは、分析可能な心臓と動脈の名残を有したエジプト・ミイラ16体を選び出し、16体のうち9体（56％）に、かなりの石灰化が求められたと述べています。

古代エジプト人の心臓病と動脈疾患の流行を引き起こしていた要素は何だったのでしょうか。意見は分かれます。

エジプト王家の人達が食べていた飽和脂肪酸

ディヴィットさんと彼女の研究グループは、古代エジプト人も現代人も原因は同じで、飽和脂肪酸に富む食事がよくなかったのだと確信しています。

防腐処理をされてミイラにできるのは王家または地位の高い人であるので、神に捧げる日々の食べ物を記したヒエログラフ（神聖文字・エジプト文字の一つ）を翻訳しました。

その中身はおもに、牛肉、猟鳥、果物、野菜、ケーキ、ワイン、ビールでした。どの食べ物にも飽和脂肪酸が含まれています。また、エジプトのパンには脂肪とミルクと卵が豊富に含まれています。

古代エジプト人の飽和脂肪酸の摂取量は、現在の食事ガイドラインで示されている飽和脂肪酸の摂取量を大幅に上回っていたようです。

保存用に塩が多く使われていたようなので塩分摂取量も多かったでしょう。酒を呑む機会も多くあったでしょう。

ディヴィットさんは、現代の心臓病と動脈疾患の流行は「過去の罪の再訪」に過ぎないと断言しています。心臓病は昔も今も不摂生な食事が招く、ということにあります。

この主張に、グレゴリー・トマスさんと彼の研究チームは全面的に同意しません。

トマスさんらは、古代エジプト人の食卓にハニー・ケーキや脂ぎった肉が恒常的に盛られていることを記録しているパピルス文書については認めつつ、運動不足と喫煙など現在の大きなリスク因子が古代エジプト人にはなかった点を指摘しています。

古代エジプト人は基本的に肥満ではなく、カウチポテトでもなかったようです。一方で、病原体につねにさらされており、この点はすべての社会階層に共通していました。マラリアなどの病原体を追い出すために、常に炎症反応を起こしていたことが、アテローム性動脈硬化症のリスク因子になっていたことを指摘しています。

一般の人々は、王家でも軍人でもなかったので、前述したような食事ではなかったと想像できます。

偉い人のみが、豪華な食事をされていたのでしょう。そのため、動脈硬化になったことが心臓疾患を高める結果になったと推測しています。

古代には、そのような医学知識はなかったでしょうから、好きなように、好きなものを食べていたのでしょう。

ギリシャ・ローマの賢人たちの食事

アテナイオスさんが書いた『デイプノソフィスタイ』（ギリシャ語）という本、２００年頃著作されたようです。元は全30巻。現在販売されているものは15巻、30巻の縮小版と考えられます。それにしても奇書と言うしかありません。中古品なら手に入れることができるようですが数万円もしています。１冊の短縮版が岩波文庫から出版されています。邦訳のタイトルは『食卓の賢人たち』となっています。内容は紀元前４世紀頃の断片だと言うことです。２世紀頃のローマの偉人たちがギリシャ時代の食事材料や料理法についてダラダラと語っている記述です。

食卓の賢人たちの談話

ソクラテスやプラトンなど数多くの哲学者が登場しています。哲学者たち賢人が一同に介して食事をし、食べながらその当時の文学、音楽、自然学、医術、生活風習などについて語っていたことを記述しています。食べ物の話をとめどなく話しています。賢人たちの饗宴はさらに盛りあがりを見せ、古今東西の宴会や食事観、また食客や太鼓持ちなどの話題に談議が深まっていきます。食べる話だけでも、きわめて広範な領域にわたっています。古代に関する知識や説話の宝庫だと言えるでしょう。

別の資料によると賢人たちはテーブルの料理を横になって食べるのがルールのようでした。大きなテーブルでもテーブルに向かって横になって寝転んだら30人などとても並びません。

顔をテーブルの方に向け、テーブルからいちばん遠い方へ足を向けて横になっていたようです。それが食事のルールだったのでしょう。

この著書から古代ギリシャ人は何でも食べていたと知ることができます。数日間にわたる宴会に列席した30人の博識な客人、哲学者たちの会話を記録するという形式のもとに展開しています。

つぎのような内容の談話で構成されています。

桜桃、桑の実、アーモンド、ひよこ豆、ルピナス、ささげ、オリーブ、二十日大根、松の実、西洋南瓜、茸、アスパラゴス、蝸牛、いちじく、雀や豚の脳、胡椒、オリーブ油、魚ペースト、酢、エジプト豆の実、胡瓜、無花果、林檎、貝類、牡蠣のこと、

食事の哲学、大海老、小海老

揚げ物用の小魚、パン、炙り焼きのパン、塩漬けの魚、魚屋

漁師のわざ自慢、魚を買う人々を監視

哲学者たちの饗宴、つぎつぎと出される料理を楽しみながらの蘊蓄《うんちく》は尽きないようです。話題は広範囲にわたり、自然に関するものが中心となっています。

たくさんの魚、鳥、動物が続々ととりあげられ、それらに関する文献を列席者は競って披露するのです。

しかし、500年から600年前（紀元前400年頃を200年に談話した記録）の話を書いたと言われ、真実は疑わしいとも言われています。

『食卓と賢人たち』によるとアテナイ人は、「チーズと大麦をこねて焼いた菓子、完熟オリーブとニラ」だったと記述しています。

他に野菜を煮た煮物のようなものやデザートとして無花果だのひよこ豆だの空豆など食べていたと述べています。

自然とともに生きるなら人生最低80歳。2500年前、医聖と言われるヒポクラテス医師は「人は120年生きる」と述べています。しかし、現代は、自然と生きる生活ではありません。

欧米の食事の歴史

紀元450年頃のギリシャでは、朝食は大麦のパンか平たいパンで、時にはそれをワインに浸し、イチジクやオリーブを添えることもあったようです。

古代ローマは一日3食を常としていました。ローマ帝国崩壊後は、一日3食は廃れたようです。それからおよそ100年、ヨーロッパの上流階級、朝食は摂りませんでした。

中世ヨーロッパは、朝食を摂るのは子どもと高齢者、もしくは労働者に限られていました。この中世の封建制が崩壊し、市場経済が発展していくと朝食は社会で認められる食事として復活しました。

ただ貴族はその優位性を顕示するため、あえて遅い時間、10時から始まる朝食を摂っていたとのことです。

朝食の時間が遅くなるにつれ、ディナーが遅くなったせいで昼間の食べない時間が長くなり、昼食が生まれました。おなじみの「ランチョン」です。

アメリカの食文化は、英国のそれに似ていて、18世紀の半ばまで、朝食文化の萌芽と黄金期を堪能していました。

マトンチョップ、ベーコン、卵、コーンフレーク、マフィン、さらにパイまで。アメリカ建国の父であるベンジャミン・フランクリンやトマス・ジェファソンはこのような朝食を摂っていました。

アメリカ人の食事の変化

アメリカ人のウエストラインが大きくなるにつれ、それに反発する動きが広がり、

1863年には生活の簡素化を求める声に応えるべく、全粒粉を加工したフレーク、シリアルを朝食とする風習が生まれました。

1900年には、医師エドワード・H・デューイさんが『朝食抜き計画と絶食療法』を著作し、朝食を抜いたほうが病気からより早く、よりスムーズに回復できると書きました。

朝食抜きの食事が影響し、ベーコンを販売する会社などの売上高が激減していきました。そしてメーカーが仕掛け、朝食が復権することになったのです。

マーケティング会社は、「朝食が健康に良い」という考えを皿に載せて差し出し、そして人々がそれを食べ尽くすようにさせたのです。

朝食にまつわるもう一つの有名なスローガンがあります。20世紀半ばに活躍した栄養学者であるアデル・デービンさんが示したスローガンです。

朝食は王様のように食べ、昼食は王子のように食べ、夕食は貧しい人のように食べなさい

アデルさんは『正しく食べて健康を維持しよう』という著書（1954年）を著作し、そ

れは1000万部のベストセラーとなりました。

朝食は一大産業になります。朝食用シリアルは、2017年、年間432億ドル（4兆5000億円）という巨額な売上となっています。

また「ファストフード＝肉＝タンパク質」というメッセージを人々に強くアピールしました。

すでに述べてきたように、アメリカは、1940年代ころから、ファストフードが流行し、飽和脂肪酸だらけの食事を採り入れていくようになりました。

日本人の食事の歴史

日本はどんな歴史をたどったのでしょうか。

平安朝は朝夕の2食でした。鎌倉時代まで2食が標準だったようです。

『枕草子』を著した清少納言は、大工さんが食事の時間ではないのに昼に食事をしているのを見て、それがなんともおかしいと書き残しています。

3食は室町時代以後です。日本民族は米食民族だったとは言えないようです。

ご飯にする食べ方は鎌倉時代で、それ以前は粉にして食べる習慣でした。

宮廷では、鎌倉時代から3食という話があります。宮廷の人達の仕事の時間が、朝早くから夜遅くまでになったのが影響していたこと、ろうそくが発達してきたことなどが影響したと考えられます。

江戸時代、武士は朝晩の2食。これが明治初期まで続きました。原則、朝と晩の2食でした。

日本人の食文化

日本の食文化を振り返ってみたいと思います。

江戸時代に確立された食術は日本の伝統食でした。

食術とは、食に関するさまざまな知識、技術、経験、勘、コツの総評です。代々工夫されながら受け継がれた知識の総合です。

江戸時代の日本人は、肉食の現代人よりはるかに健康で体力がありました。

当時日本を訪れた外国人がその体力に驚いているのです。

徳川幕府の長い鎖国が終わり、日本に多くの外国人が訪れるようになり、その外国人が日本で見聞した数多くの記録が残っています。

江戸時代には、有り余る食物はなくても、手に入るものを工夫して、旬の野菜などの素晴らしい食生活を営んでいたのです。

江戸時代に確立された食術によって、明治時代の日本人も粗食から生まれる驚嘆すべき体力をもっていました。

ドイツ人ベルツさん　日本滞在で驚いたこと

1876年に来日、1905年までおよそ30年間を日本に滞在し、東京医学校（現在の東京大学医学部）で医学教育にあたったドイツ人ベルツさんは、東京から日光まで馬で行ったときのエピソードを記録しています。

ベルツさんは、ドイツの著名な科学者で、カール・フォイト（1831〜1908）に学んだお弟子さんです。カール・フォイトさんは、

「人類は一日48・5グラムのタンパク質しか必要としていない」ことを発見しておきながら、当時の文化的偏見のために、なんと「一日118グラム」もすすめていた科学者です。なんとしたことでしょう。必要以上のタンパク質を摂取することを薦めていたのです。

ベルツさんの話に戻ります。

一度目は馬で行った。途中で馬を6回取り替え14時間で到着した

二度目は人力車に乗って行った

車夫は14時間半で行った

馬と人がほぼ一緒だ

馬よりも凄いということで、ベルツさんは実験を始めます。

人力車夫を2人雇って、毎日体重80キロの人を乗せて、40キロの道を走らせました。

車夫の食事は、ベルツさんが学んだ栄養学からあまりにもかけ離れていたので、肉などを与えました。

その結果、人力車夫は3日で疲労が激しくなり走れなくなってしまったといいます。

車夫が、元の食事に戻してほしいと申し出たそうです。そこで食事を普段のものに戻し

たところ、また元気になって走れるようになったそうです。

日本の栄養学はベルッさんによって、医学とともに日本に導入されています。

当時の日本人の食生活は、タンパク質は55グラム、脂肪は6グラム、糖質は394グラムでした。

ベルツさんは、タンパク質はその数値の2倍、脂肪はその10倍の数値を基準として示しました。

日本人は、自ら歴史と文化的概念を捨て、盲目的にベルッさんの栄養学を受け入れていくことになりました。ドイツの栄養学は世界最高であると考えてのことです。

日本人は体が小さく、欧米人はでかい。体が小さいと精神が不活発になるとして、体が欧米人のようになることを目指したのです。

日本人の文化を放り出して。そして欧米人化を目指したのです。欧米人の肉体礼賛です。肉類摂取が奨励されることになるのです。「タンパク質は肉」という神話の始まりです。

日本での肉食のはじまりはいつごろだったのでしょうか。

日本人の肉食の始まり

文明開化のスローガンが獣肉食でした。

しかし、獣肉食が西洋文明の模倣の結果、新たに採用された風習であると即断するのは誤りであると指摘する学者さんもおります。

日本は、山野の鳥獣が豊かであった時代、大いに獣肉を食していたようです。足利時代の日記帳に鳥や鹿やウサギを盛んに捉えて食べているという記述がありました。

江戸末期に生きた福沢諭吉の自伝に、

「緒方洪庵塾にいたころ、大阪市で牛鍋を食わせる処は2軒ある。1軒は難波橋の南詰。もう1軒は新町の女郎の側。」

と記しています。

横浜移住の外国人が、1865年、横浜山手に屠殺場を造り、生牛をアメリカや中国から運んで屠殺したそうです。

江戸で中川家が、福沢諭吉のすすめで屠殺場を設けるようにしたが土地を貸す者がなく、やっと天領であった港区白金に土地を借りて屠殺場を作りました。『安愚楽鍋』を書いた仮名垣魯文。「士農工商、老若男女、賢愚貧富おしなべて牛鍋食わねば開化不進奴」と述べ、東京中が牛肉流行となったそうです。

１８７２年正月、はじめて天皇も肉を召されました。

１８７２年から豚や鶏も食用に供されるようになります。

「東京新繁盛記」には明治30年、牛肉の大流行、養生の増加、牛肉不足のための馬肉豚肉の混和、あるいは悪獣腐肉を牛肉として販売するなど記述されています。

戦後の日本の食糧事情は、食生活を変えるほど生活にゆとりはなく、貧乏のような状況でした。大変な食糧難。米はなく、少し経って米通帳が配布されるようになりました。それまで、米粒はほとんどなく、３食のご飯はわかめだらけのお粥と具の少ない味噌汁、それにたくわん一切れか二切れ。やせ細り、終始腹をすかせ、走り回っていた過去を持つおじいさんたちは現在も元気です。高血圧症とか高血糖とか糖尿病、ガンなどの病気などありませんでした。

その後、アメリカの文化が模倣され、戦後の食糧不足を乗り切った日本人は、欧米化を目指した栄養教育で、肉類や牛乳など乳製品などの摂取を奨励し、食事は急速に欧米化していったのです。その結果、欧米と同じように、豊かさが招く病気が広がっていくことになりました。

１９５２年から全国小学校は給食制度を導入、牛乳（脱脂粉乳）の給食が提供されました。牛乳は体に良いと先生が言う。脱脂粉乳とコッぺパン１個。それが給食でした。１９６０年頃、牛乳の普及が促進され、牛乳は「完全食品」であると。牛乳配達で牛乳が届くのが戦後の朝の風景でした。

日本人は肉ではなく大豆製品をよく食べていました。豆腐などで植物タンパク質を摂取していたのです。しかし、急速に食事が欧米型に変わっていきました。

日本人庶民の食事

日本人庶民の食事は、ほとんど雑穀でした。つぎのような記録があります。

会津藩蔵入琵琶首村は、米と粟と大根、あるいはごぼう、山人参を加えたもの、パラパラと米と粟を加えたものが食事でした。

愛知県知多郡日間賀島は、麦1升に米3合が普通。また大根の葉を乾かして洗ったものを刻んで加えて、ご飯に少し入れる。葉飯を炊いて食べる。

岐阜県大野郡再生川村は、ヒエ1升に米2升と良い方でした。酷い家では麦飯でした。香川県三豊郡五郷村は、麦7米3といったが、ほとんど麦飯だったそうです。

雑炊は、米・粟・稗に野菜。これを常食にしていた地方が多かったのです。

春は切り干し、里芋、干草。夏は茄子、秋から冬にかけて大根、里芋。粥は、米粥、稗粥、粟粥、栃粥。近畿地方の日常食です。

甘藷の主食は、伊豆の青ヶ島、五島列島、九州の南の島。白米になっていったのは、軍隊から帰った兵士や外米輸入。食事回数は、朝食と夕食の2食でした。

副食は野菜。明治末頃から。野菜の種類は、天然の副食物が多かったからセリ、わらび、フキ、タケノコ、ヨナメ、モチグサ、ウド、ゼンマイ、キノコ、山芋。

副食は味噌汁、漬物、煮しめの3種類。手前味噌とは自家製の味噌、3年味噌を食うことが誇りでした。「あの家では漬物が美味しい」といわれることは主婦の技術の見せ所だったのです。

味噌と塩。塩漬け。塩は重要。食用塩は徳川家康の頃から普及したようです。

醤油は明治時代です。その生産が躍進し、醤油は寿司と刺し身の流行を助けることになったのです。

4章

豊かさがもたらした裕福病の事実

この章からは、1900年以前にはほとんどなかった病気が、なぜ起きてきたのか、代表的な病気についてその原因は何なのかについて述べていきます。

乳ガン

２０１６年、そして２０１７年。小林麻央さんとさくらももこさんも乳ガンで亡くなりテレビでも騒然となりました。38歳と53歳。若すぎる死です。

小林麻央さんは、チーズは発酵食品だから体にいいと思って、毎日のようにピザを食べていたそうです。

アメリカの著名な消費運動家あるラルフ・ネーダーさんは「ソーセージ、ハム、ベーコン、ピザは人間にとってミサイルでしかない」とその危険を述べています。

小林麻央さんは、ミサイルを自分自身の体に取り込んでいたことになります。

米国の研究で、チーズなど乳製品を多く摂る国ほど、ガンの発症率は9倍も高くなるとの研究結果を発表しています。このような貴重な情報が小林麻央さんには伝わらなかったのです。非常に残念です。

国民的なアイドル・キャラクター「ちびまる子ちゃん」の生みの親、さくらももこさんが53歳という若さで乳ガンのために亡くなってしまいました。

小林麻央さんと同様、乳ガンに打ち克つには「早期発見・早期治療」以外に何も対応策が発表されずに、ガンからの回復は「早期発見」が重要であると、早期発見・早期治療だけが叫ばれています。

こうした情報は「乳ガン対策は病院に行ってマンモグラフィー検査を受けることで解決する」という意識が女性たちに植え付けられてしまいます。そして乳ガンビジネスはますます栄えていくことになるのです。早期発見・早期治療ではなく、予防が大切なのです。「食習慣とライフスタイル」さえ正しく実践していれば、ほとんどの生活習慣病は、予防できます。

しかし、いざ自分や家族の誰かが乳ガンになってしまったら、「正しい食習慣とライフスタイルで乳ガンを克服できる」など信じることはできないでしょう。

食事で治療できるなど、誰でも疑問や不安を抱く人のほうが多いと思っています。

お医者さんやガン専門医さんの見解の大半は「乳ガンと食生活とは無関係」「食習慣の改善で乳ガンは治せない」という見解です。

すぐにも手術、そして抗ガン剤や放射線療法を受けなければ危険であるかのように患者さんに伝え、決断を急がせます。

その結果、乳ガンの診断を受けると大きな恐怖心に襲われ、すすめられるままに手術日が決められ、それに続く抗ガン剤や放射線治療を受けるという患者さんは少なくありません。

でも、「ガンとの闘い」に直面したとき、知っておくべき大切なことが四つあると日本ナチュラル・ハイジーン普及協会の松田麻美子先生は『SHRニュースレター』（超健康革命の会）でつぎのように述べています。

一つ目は、「乳ガンは発症から発見されるまでにすでに6年から8年経過していて、すぐに治療を開始しないと命に関わるというものではない」ということです。重要な知識です。

二つ目は、「ガンは標準治療を受けずに治せる病気だ」ということです。ガン治療を受けずにガンを克服した事例は多く、また数多くの人がガン治療を受けずにガンを克服しています。アメリカの話ですが、ガンを自然寛解した症例やガン患者に関する医学文献が800冊の医学雑誌で3500件あまり引用されているとのことです。

三つ目は、ガン遺伝子の保有者であっても、正しい食習慣は遺伝子の発現をコントロールするということ（とても重要な見解）。ただし、「ほんの少しぐらいどうということはない」ではなく「徹底的に食事改善に取り組まなくてはならない」ということを忘れないように注意が必要です。

四つ目は、抗ガン剤治療についてです。乳ガンというひとつの症状に対応するひとつの化学物（抗ガン剤）を用いても効果がないということです。効果がないどころか深刻な副作用を伴い、莫大な費用がかかります。

「抗ガン剤治療」とは、ガンを局所的な病気として扱い、腫瘍のできている箇所を標的として薬を投与することです。しかし、ガンは体の全細胞が織りなす化学反応に深く関与している全身的な病気なのです。抗ガン剤では今あるガンをなくすことができたとしても、根本原因を除くことはできないということをしっかりと理解しておく必要があります。

乳ガン発症の危険因子は4つあります。

・月経開始の時期が早くなること
・閉経時期が遅くなること
・血中女性ホルモン・レベルが高くなること
・血中コレステロール値が高くなること

以上の四つです。昭和の時代までこのような四つの状況ではありませんでした。欧米型食事への移行が、乳ガンを増加させているのです。乳ガンリスクが増加している原因は、動物性食品と精製炭水化物食品の多い食事が体につぎのような影響を及ぼすからです。

月経開始年齢を低下させること、閉経時期を遅らせること、血中女性ホルモン・レベルを高くすること、血中コレステロール値を高くすることです。

これを防ぐためには動物性食品摂取を控えることです。ハンバーガーや牛乳、焼肉やピザ、乳製品は乳ガンを発症させる原因になるのです。

ニュージーランドのオークランド大学のピーター・グラックマンさんは『人類の進化が生んだＢＯＤＹ』の著著に、乳ガンの原因を同じく、つぎのように説明しています。

遅くに初経を迎えること、すぐに第一子を出産すること、その後も多くの子を生み長期間授乳をすること、早期に閉経すること、この四つがどれも乳ガンのリスクの低減になることは科学的に証明されている。これは旧石器時代の女性の典型的な人生だった。現代女性はその正反対だ。初経年齢が低下し、初潮から最初の妊娠までの期間が非常に長い、生む子どもの数が少ないため、母乳育児をしていたとしても授乳期間は短い。

松田麻美子先生のご指摘通りです。

各種のガン

２０１９年「週間新潮」３月14日号に、梅宮辰夫さんの６度目の「ガン闘病」「人工透析」の告白が記事になっていました。

梅宮辰夫さんは「仁義なき戦い」「不良番長」「前略おふくろ様」と当たり役は数しれず、日本映画の黄金期にスター俳優として名を馳せた俳優さんです。

ガンと闘い続けてきたということです。２０１９年３月、81歳の誕生日を迎える梅宮さんが初めて闘病の日々を語っています。

達夫さんのガン歴は、1974年の睾丸ガンに罹ったのが最初で、それが左の肺に転移して肺ガンと診断されました。その後30年ほどの期間をおいて、7～8年前に初期の胃ガン、2016年には十二指腸乳頭ガンで11時間に及ぶ大手術を受けました。そして今回前立腺ガンと尿管ガンが見つかった

と掲載されていました。

何度も治療を受け回復しています。

しかし、これは診断された部署のガン細胞を退治するだけで、健康な体を取り戻したことではありません。ここを間違えてはならないのです。

西洋医学は、放射線治療や化学治療、手術治療の三大治療法で部位に発生したガンは退治しますが、体中に存在しているガンをすべて取り除いたわけではありません。

したがって、いつかどこかにガンが再び見つかるのです。転移と表現されるガンです。

ガンを完全に退治するということは、体全体を改善するしかないのです。

体に悪い食品や自然界にはない人間が作った化学物質を体に取り込む限り、完治しません。体質を生まれた時の体質に戻さなくてはなりません。自然の摂理に従って野菜や果物を中心とした昔ながらの食事習慣に切り替えなければ、梅宮辰夫さんのように何回もガンに罹ってしまのです。三大ガン治療では再発が起きることが多いのです。

堀ちえみさんの舌ガンはテレビで大大的に放映されました。

「花の82年組」早見優さん、松本伊代さん、堀ちえみさん。

早見さんは、堀ちえみさんから口腔ガンの告白を受けブログで「昨日の夜、電話で話した時、病気と闘ってくるね！　と元気な声で話してくれた」と報告していました。

松本伊代さんからは事務所を通じて「22日手術をすると聞いています。退院したら三人で食事をしましょうと、幹事役、お願いね」と言われたそうです。

舌ガン治療が終了したのですが、その後すぐに「食道ガン」と診断されました。まだ初期だったので再度入院され、無事退院されました。早期発見・早期治療が、日本が唱えるガンで死なない対応策。あまり賢いとは言えません。

ガンになるプロセス

「ガンはどのようにして作られるのか」理解しておきましょう。
家族を不幸に陥れないためにも。コリン・キャンベル博士は著書『チャイナ・スタディー』（グスコー出版）でガンが発見されるまでの期間、プロセスについてつぎのように述べています。早期発見では遅いのです。

ガンは「イニシエーション（形成開始期）」「プロモーション（促進期）」「プログレッション（進行期）」の三つの段階を経て進行していきます。それは、芝生の成長過程に似ています。

イニシエーションのきっかけは「発ガン物質」、芝生の種をまく時にあたります。

プロモーション過程はガンの促進の時期で、食べ物自体に依存しています。芝生のたとえでいえば、この時期は、芝生の種が土の中に撒かれ、発芽の準備ができている頃です。

促進期はイニシエーションよりずっと長く、何年もかかるのです。この時期は、作られ始めたガン細胞群が増殖し、次第に大きな塊に成長し、目に見える腫瘍が形成されるときです。

プログレッション期（致命的なダメージの始まり）は、伸び切ってしまった芝生が、庭やドライブウェー、歩道などいたる所を覆ってしまった状態に似ています。発達中のガン細胞は最初の場所からさまよいでて、近隣や遥か遠くの組織を侵略していくのです。そのガンが致命的な力を持つようになると、「悪性」と言われます。

人間の身体には約2万3000個の遺伝子があります。この中にガン細胞を増大させるガン遺伝子と、逆にこれを抑えるガン特性遺伝子を数個含んでいます。

しかし、発ガン物質（牛乳に含まれているカゼインなどの発ガン物質）などで遺伝子についた傷から五つくらい積み重なると細胞が暴走しはじめ、悪性のガン細胞に変わってしまうのです。

特に細胞分裂の盛んな思春期は、ガンのもとができやすく、この時期に発ガン物質を含んでいる食品を摂取していると将来ガンになるリスクがかなり高くなるのです。

ガンは1センチほどの大きさにならないと発見されません。たとえば、乳ガンのマンモグラフィー検査でガンが映るには20年ほどかかるとも言われています。

検査で「乳ガン」と言われたときは、すでに末期で、手術しなければならない状態なのです。つまり、健康診断で発見されるには長い期間がかかっているのです。

発見されたときは「すでに遅い」状態であることが多いのです。日頃の予防がいかに重要であるかの理由は、以上述べたことが挙げられます。

体はガンと闘っている

この内容は乳ガンのところで前述したピーター・グラックマンさんの『人類の進化が生んだＢＯＤＹ』からの要約です。

そもそも、なぜガンが生じるのでしょうか

当初は良性のガンが、どうして悪性のガンになってしまうのでしょうか

なぜ別の臓器や組織に広がる性質を持っているのでしょうか

なぜガン細胞は当初の場所から別の場所に転移しようとするのでしょうか
なぜ転移したガンはほぼ確実に患者の命を奪うのでしょうか

　ガンになりやすい理由の祖先をにたどっていくと、ヒトは多細胞生物であることに行き着きます。多細胞生物ですと細胞同士が協力しなければなりません。好き勝手に分裂することができなくなります。

　幹細胞とその直後にできる前駆細胞は細胞分裂に際して厳しい制約を課せられ、複製と分化の自由度が減ってしまいました。

　ガンを引き起こす変異を阻止するため、ＤＮＡの修復のメカニズムも進化しました。ＤＮＡのダメージが限度を超えると細胞死を促す新しい遺伝子ができます。これをガン抑制遺伝子と言います。脊椎動物は高度な獲得免疫系を進化させているのです。

　動物の組織、臓器、基幹系が進化するときにはガンを回避する仕組みを併設できていなければなりません。強力なガン抑制メカニズムを同時に進化させてきているのです。

　多細胞生物は、新しいルールに従わない悪党細胞の増殖を抑えるために、ガン発症につながる道筋のあちこちに頑丈な防壁を用意したのです。ガン細胞が生き延びるには乗り越えなくてはならないハードルです。

アメリカのガン研究者ダグラス・ハンナンさんとロバート・ワインバーグさんが、ガン細胞が生き残るため乗り越えなくてはならない六つのハードルをまとめています。

第一に、ガン細胞は増殖シグナルを事前に用意しなければならない
第二に、ガンになりかけの細胞は増殖抑制シグナルを無視しなければならない
第三に、ガン細胞は簡単に死んではならない
第四に、ガン細胞は無限に増殖できなくてはならない
第五に、ガン細胞は新しい血管を形成する能力を得なければならない
第六に、ガン細胞には浸潤および転移の能力がなければならない

ガン細胞は間違いなく「怪物」です。ガン細胞の核が膨張して異様な形をしていることは顕微鏡で覗けば一目瞭然なのだそうです。

ですが圧倒的多数が生き残れません。その中で生き残ることのできたガン細胞は、まさに「有望な怪物」なのです。

ガン細胞が2倍になるのにかかる時間は1日か2日ですが、腫瘍が2倍になるには60日か200日かかります。これは、ガン細胞の大部分が細胞分裂する前に死んでいることを意味しています。ですが、ごくまれに、壊滅的な事象の最中にたまたま生存優位性を手にする細胞が生き残ることがあります。99・9％は死んでも0・1％生き残ればいいという作戦なのです。

生き残った細胞、異常な生存優位性を手に入れた細胞が複製を重ねると、悪性のガンが生まれることになるのです。

いずれにしても、体は、ガン細胞を殺すようにガン制御遺伝子は闘っているのです。その闘いをすり抜けたガン細胞のみが悪性化してしまうのです。

心臓病

心臓病と動脈疾患について言えば、私たちは予防主導の世界に生きています。「これをしろ」、「あれをするな」、という助言には事欠きません。「たばこを吸うな」、「飽和脂肪酸を減らせ」、「体重に目を光らせろ」、「飲酒量を減らせ」、「魚と野菜と果物を食べろ」、「もっと運動をしろ」、など助言はエンドレスに続きます。

私たちの冠動脈は病気にことの外弱いのです。冠動脈の直径はわずか2～4ミリという口径の小さい血管で、アテローム性プラークによって簡単に詰まりを起こします。そんな血管が最も重要な仕事を担っているのです。

前掲『人類の進化が生んだＢＯＤＹ』の心臓病の章でピーターさんの状況が書かれています。心臓病を理解するのに良い事例です。

ピーター・ベリーさん、70歳後半で、これまで25年間、心臓とともに生きてきました。彼は53歳でした。１９８６年、妻と休暇で海辺に旅行にでかけた日を忘れたことはありません。

到着して2時間後に激しい心臓発作に襲われました。それまで心臓に問題があるような兆候はありません。腰を下ろしてリラックスしていたら、いきなり胸に激痛が走ったのです。

彼は当時電力会社で電気工事をし、体調は良かったのですがタバコは吸っていました。病院に駆け込むと、お医者さんに「タバコは辞めないと、いずれそれで死にますよ」と言われました。

病院側はピーターさんを数日間入院させ、心電図を取り、安定させ、薬を飲ませました。

ピーターさんはまじめに病院に通い、定期的に心音検査と心電図検査を受けました。ときおり、とくに重労働をすると、軽い狭心症発作が出ました。

彼自身は気づかなかったのですが、動脈を少しずつ詰まらせるアテローム性動脈硬化が静かに急速に進んでいました。病院がようやく血管造形検査（心臓のレントゲン写真撮影）をすると、冠動脈の一つが詰まっているのが見つかりました。

最初の心臓発作から9年経って、ピーターさんはステント挿入の処置を受けました。

ステントとは、金属メッシュでできた短い筒で、冠動脈の閉塞部位に挿入して押し広げ、血管を開いたままにする装置です。

左側の心筋は長年の酸素欠乏によりすでに壊死しており、救えませんでした。病院は代替措置として、アテローム性動脈硬化の高度な兆候を示している別の場所にもステントを入れました。ピーターさんはその時62歳になっていました。

会社は従業員が自発的に退職するのを歓迎していたため、ピーターさんは辞職しました。妻には「これからは2人で過ごせる時間は増えるし、なんでも好きなことができるよ」と言ったそうです。

私たちは皆、青年を過ぎたあとは動脈壁になんらかのアテローム性動脈硬化症の兆候を抱えながら生きていくことになります。湯垢のついた配管をだましながら暮らしていくのです。高齢化とファストフードの増加が心臓発作の発生率を押し上げています。

心臓発作を起こした人は救急車で運ばれると、まず酸素とアスピリンを、つぎに血栓溶解剤とモルヒネを投与されます。到着と同時に計測される心電図にSTEMI（心電図波形の種類の記号）特徴が現れていれば一刻の猶予もありません。

冠動脈の詰まった場所をすばやく見つけ、なるべく早く心臓への血液供給を再開しなければなりません。これを再灌流と言います。このとき救える心筋細胞が多いほど、患者さんの心臓が再稼働してくれるチャンスが高まるのです。

冠動脈性疾患のリスク因子として、喫煙、カウチポテト型ライフスタイル、塩分と飽和脂肪酸の多い不健康な食事をあげています。

食事の改善が心臓発作のリスクを下げるということを名医エセルスティン博士が5年にわたる心臓病患者さんの実験で証明しています。個人の努力だけで動脈の配管詰まりは防ぐことができるのです。

糖尿病

インスリン投与を1週間でストップ　糖尿病を克服

超健康革命の会「ＳＨＲニュースレター」より

松田麻美子先生の友人エリザベスさんは、糖尿病のため空腹時血糖値が２５０～３００ｍｇ／ｄｌもあり、毎日１１５ユニットのインスリンを注射していたそうです。それにもかかわらず、血糖値を正常にコントロールすることができなかったため、医師に経口薬を併用することを勧められ、考え方を変えたそうです。

エリザベスさんは、自分の意志でナチュラル・ハイジーンの医師に変え、わずかな期間で糖尿病を完全に克服することができました。

この医師の指導で食習慣を変えると同時に、インスリンの使用量を70ユニットに減らしました。２日後に、空腹時血糖値が１３０～１５０の間と、これまでの半分以上に低下、1週間後には正常値近くにまで下がったため、完全にインスリンをやめることができました。しかもその間に12・2キロも痩せることができました。

現在、糖尿病の人は、果物の摂取量は1日3〜4個までとし、必ずレタスやセロリ、キュウリと一緒に摂ること、そして昼食と夕食には緑の野菜、その他の野菜、豆類を豊富に取り、穀類の摂取は未精製の穀物を1日1回以内とすることを松田先生は薦めています。

食習慣と糖尿病6カ国比較

糖尿病発症率が低い社会は、アメリカのような高い社会と異なった食生活をしています。70年ほど前、ヒムスウォースさんは、アメリカ・オランダ・イングランド・スコットランド・イタリア・日本の6カ国の「食習慣と糖尿病発症率」を比較し、その研究結果を発表しています。

その研究から「脂肪対炭水化物」の関係、「動物性食品対植物性食品」の関係が見えてきました。

炭水化物の摂取量が増えると脂肪摂取量は低下し、糖尿病死は10万人当たり20・4から2・9に激減していることがわかったのです。

これは「高炭水化物で低脂肪の食習慣、すなわちプラントベース（植物）の食事」が糖尿病を予防するのに役立っていると言うことなのです。

糖尿病発症率の最も高い国は、典型的な欧米風の食事で、カロリー、動物性タンパク質、脂肪及び動物性脂肪の摂取量が多い国でした。

糖尿病発症率の低い国は、動物性脂肪が比較的少ない食事をしている国です。日本の昔の伝統食です。動物性脂肪の摂取が低い国は、カロリーの多くは炭水化物食品、特に米からの割合が多いのです。明治時代以前の日本です。


欧米化した最近の食事スタイルによって、日本の糖尿病事情も深刻になってきました。予備軍を含めて２２１０万人の糖尿病の方がいると言われています。最近、日本では糖尿になる人々が増え続けています。欧米型食生活が浸透したことが原因なのでしょう。

各種の研究が、糖尿病発症率は食習慣に関係していると報告しています。

動物性食品（動物性タンパク質や脂肪）は控え、植物性食品（植物性蛋白質や高炭水化物、高食物繊維）の食生活を続けると糖尿病の発症を極端にすくなることを証明する研究が数多く発表されています。糖尿病は万病の元です。そのリスクを避けるために正しい食習慣を身に付ける必要があります。

糖尿病になるリスクを抱えながら肉食を続けるべきでしょうか。

それとも万病の元になるといえる糖尿病を避けるべく植物性食品の食生活、ベジタリアンを選択すべきでしょうか。

あなたが決断することです。

自己免疫疾患とアレルギー、自閉症、うつ病

ピーター・グラックマンさんの『人類の進化が生んだＢＯＤＹ』の著著から要約した内容です。

ヴィクトリア時代（１８３７〜１９０１）後期から現在に何が大きく変わったでしょうか。それは衛生に関する習慣です。

個人の衛生習慣や公衆衛生、下水道整備は劇的に向上しました。また、抗生物質の使用と予防接種の使用が普通になり、ポリオや百日咳、赤痢、麻疹その他の生命にかかわる感染症の驚異がほぼ消えました。しかし、違った病気に襲撃されるようになりました。自己免疫疾患やアレルギーといった新たな疾病です。アレルギーは、年に1件、2件しかなかったのですがいまでは数千件、数万件です。アレルギーと言う言葉の出現は、１９０６年が最初です。

20世紀後半の炎症性腸管が急増し、アメリカでは１００万人から１７０万人、西ヨーロッパでは２２０万人になっています。

豊かで衛生的な西洋化された国で自己免疫疾患が増えているという傾向は、多発性硬化症にも共通しています。

自閉症やうつ病、アレルギー、認知症やアルツハイマー病、関節リウマチ、1型糖尿病、多発性硬化症などは自己免疫疾患が原因となっています。

では、1900年以前と以後で何が変わったのでしょうか。

清潔で安全な社会から消えたものが影響しているのです。現代社会で失ったもの。それは私たちの腸管や皮膚、気道に棲んでいた細菌や菌類、寄生虫です。寄生虫に感染する人が減ると同時に免疫介在性の病気が増えてきているのです。現代の衛生設備や家庭で使用する殺菌剤などが、腸内に棲んでいた細菌や寄生虫など全滅させてしまったのです。

細菌や菌類は何百万年も前から水の中に普通にいて、日常的にヒトに感染してきました。彼らはヒト免疫系に許容して貰う必要がありました。同時に、ヒト免疫系は寄生虫に棲んでもらう許可をしたのです。寄生虫はいつも無害というわけではありませんが、一旦腸内に棲みついたらそう簡単に除去できないので、寄生虫を攻撃すれば必然的に自身も傷つけることになるからです。この相互依存の状態は数千年の時間をかけて築かれてきているのです。

私たちは、免疫系の過剰攻撃から自分の体を守るために免疫系を制御する必要がありました。そのため私たちは、自身の免疫系のコントロール権を腸内微生物に預けたのです。腸内細菌が免疫系をトレーニングしてくれるのです。

この免疫制御法は腸内に有効的な細菌や菌類、寄生虫が多様に豊富にいるうちは完璧にうまくいっていたのですが、衛生意識が進みすぎ、急速に破綻してしまったのです。

無害な共生微生物が存在するという前提で進化してきた私たちの強力な免疫系が、ブレーキを失って暴走してしまうことがあるのです。その結果が慢性的な炎症で、アレルギーや自己免疫疾患といった現代の疫病につながったのです。

この対応策として、人生のなるべく早いうちに微生物に接すること。さらに幼少期に接したり世話したりする動物の種類も多いこと。多種多様な微生物に数多く接することが重要なのです。土と遊ぶのも良い方法です。

病原体より古くからいる友人です。私たちの腸内に煩雑に長期に居住していることがわかっている1000~2000種をこす細菌集団、腸内マイクロバイオータはことのほか複雑な働きをしてくれているのです。この共生細菌を殺してしまったら免疫は働かず、各種の炎症や自己免疫疾患からくる病に悩まされることになるのです。

骨粗鬆症

骨粗鬆症になるリスクは牛乳であるという研究があります。

日本人が牛乳をよく飲むようになったのは１９５４年に学校給食法ができて給食に必ず牛乳が出るようになってからでしょう。しかし、牛乳は乳ガンや前立腺ガンなどガンを発症させる危険のある飲み物なのです。

骨粗鬆症の原因になるのはつぎのようなことからです。

動物性タンパク質（牛乳など）が代謝によって酸を増やし、それを中和するのにカルシウムが必要になります。そのカルシウムを骨から引き出すのです。そして尿中のカルシウム量が増加してしまいます。

動物性タンパク質摂取量が増加すると、尿中に失われるカルシウム量も増加してしまうのです。その結果、骨が弱ってしまいます。

「動物性蛋白質の摂取」と「骨折の発生率」の関係は明確であることをハーバード大学の研究が証明しています。２０００年にカリフォルニア大学医学部サンフランシスコ校による研究報告もあります。

植物性タンパク質の割合が動物性タンパク質より高いと骨折率は低くなり、逆だと骨折率は高くなる。乳製品は強い骨を作ることはない

という報告です。（コリン・キャンベル『チャイナ・スタディー』）

ハーバード大学で教授をしていたマーク・ヘッグステッド教授は、1950年前半から始まった「カルシウム問題」に取り組み、1986年、10カ国調査で「カルシウムの摂取量が多い国ほど骨折リスクが高くなっている」とする衝撃的な1枚のグラフを発表しました。

牛乳をよく飲むアメリカやニュージーランド、スウェーデンは股関節骨折の発症率がもっとも高い国となっています。このグラフは世界中が注目する研究として注目を浴びました。前にも述べたことです。

5章

認知症 アルツハイマー病へ突入する時代

アルツハイマー病状患者の症状

世界で3500万人、日本もアルツハイマー病の前兆である認知症は、2025年、730万人と推計されています。これから先、大きな社会問題になってくる認知症とアルツハイマーの現状に迫ってみます。認知症の70%の方がアルツハイマー病になるとのことです。

前掲『人類の進化が生んだBODY』の7章アルツハイマーで50ページわたる認知症やアルツハイマー病に関する最新の情報から核心部分を述べます。

まず、この著書で紹介されていた二人の症状からアルツハイマー病とはどのような症状なのか理解を深めていただきたいと思います。著書の本文をそのまま記載しました。

ジェイミー・ブレアムさんは67歳で、身長193センチの立派な体格をしています。彼はイギリスの田舎家をあてどなく歩き回り、ときおりヒューと音を立てて息を吐きます。

まるで、自らが陥った苦境を信じられないとでも言うように。あるときは、椅子に座って両手の間に頭をうずめたままにします。どうしようもない災難に、なんとか折り合いを付ける方法を探しあぐねているようです。

２００３年以前、彼は世界を股にかけて活躍するＩＴエキスパートでした。２００名の専門家を前にメモなしでスラスラと演説し、多大な仕事量を苦もなく処理できました。父親として子どもたちと過ごす時間を大切にし、誰とでも仲良くし、周囲を明るくしていました。日曜大工が得意で、熟達したギター奏者でもありました。妻のヴィッキーさんのことは14歳のときから知っていました。大人なって再会。友人の結婚パーティで彼がギターを弾いて歌っていた声に魅せられて結婚しました。

ところがある朝、彼はパワーポイントを使った説明会で口ごもり、話の途中で頭の中が空白になりました。やがて、約束の日を間違えて打ち合わせに出かけ、帰宅後にストレスと疲労の色を見せるようになりました。些細なことに苛立ち、ぴりぴりし、すぐにかっとなりました。車の運転もおぼつかなくなりました。対向車がきているのにその方向にハンドルを切ったり、環状交差点を抜けるためのヴィッキーさんの指示に従えなくなったりしました。空間認識の能力が急速に失われているようで、助手席にいるヴィッキーさんはヒヤヒヤしっぱなしでした。

ジェイミーさんは永遠に晴れない霧に包まれたようになってしまいました。精神科医をしている義理の娘さんに、ロンドンの病院に連れて行かれました。脳のコンピュータ断層撮影で紛れもないアミロイド・プラークが写っていて、アルツハイマー病と診断されました。

もうひとりのアルツハイマー病患者

もうひとりが紹介されています。

ブライアン・ロスさんは、70代前半です。かつてはイギリス陸軍航空隊の上級エンジニアでした。２００４年に引退すると、ほぼ同時に軽度の認知障害が出るようになりました。

アルツハイマー病と診断され、抗炎症薬のエタネルセプトを使う臨床実験に参加しました。エタネルセプトは関節リウマチの症状を軽減するために使われる薬です。

妻のマリーさんは、ブライアンさんの記憶に変調が起こった日のことを鮮やかに覚えています。

夫はキッチンの棚を修理しようとして金属ブラケットが必要だと気づき、二人は車に飛び乗り、近所のホームセンターに行きました。

店に入ると、夫は私を振り返って、「この店に来たことあったけ」と尋ねました。「何度もきているでしょう。さあ、早くブランケットを買いましょう」と応えると、「ブランケットって、何のこと」と言うんです。

夫は困惑しきっていて、私は背筋がぞくっとしました。家を出るときまで正常だった夫が、いきなりそうではなくなったのを目にしたのです。

アルツハイマー病患者は世界で3500万人と推定され、その年間医療コストは6000億ドル（6兆6000億円）以上と言われています。

患者さんはアメリカだけで500万人を超え、68秒おきに新規患者が増えているとのことです。

認知症　アルツハイマー病になる原因

ベータ・アミロイド原因説

認知症やアルツハイマー病は、患者さんやそのご家族の生活の質（ＱＯＬ）や個人の尊厳を損なう深刻な病気です。絶対、認知症になりたくありません。

日本は、２０２５年、７３０万人が認知症になるとの予測があります。そんな不幸に遭遇しないために知識武装しておきましょう。発症を遅らせるだけでも大きな成果です。現在まで、認知症やアルツハイマー病になる原因もよくわかっておらず、原因が明確でないので薬での治療も不可能な状況です。認知症やアルツハイマー病の研究は停滞しているようです。唯一のケアは、一時的に治療する方法しかないようです。

前掲『人類の進化が生んだＢＯＤＹ』の50ページ、難しい内容でしたが、世界の研究者が取り組んできている歴史と内容を述べていきます。要約して紹介します。

1901年、アロイス・アルツハイマーさんは、アウグステさん（女性）に進行性認知障害を見つけました。アロイスさんは、より専門的な王立精神科診療所のクレペリンさんに、1903年に亡くなられたアウグステさんの脳を預けました。クレペリンさんは、その脳から、ニューロン（神経細胞）に多数の原繊維変化が生じていたこと、脳の上部に奇妙な材質の沈着（粟状の増殖巣）あることを見つけました。

原繊維はタウ蛋白質がリン酸化したもの、粟状の増殖巣は、ベータ・アミロイド蛋白質の沈着、プラークです。この発見からリン酸化したタウとアミロイド・プラークがアルツハイマー病の症状だと決めて、病名をアルツハイマーと名付けたのです。

ハーバード大学医学大学院のルドルフ・タンジさんとラルス・バートラムさんは、一般的な老衰と神経性疾患がアルツハイマー病であると述べています。

1981年、ミネソタ大学のレオナルド・ヘストンさんは、アルツハイマー病25名とその血縁者に高い確率で認知症が発症するとして遺伝性であることは間違いがないと発表しました。

しかし、遺伝子要因が強く働く早発型の家族性アルツハイマー病は1％しかないそうです。大多数のアルツハイマー病は遅発型で、環境の影響が強く作用しているのが原因としています。

1984年、ジョージ・グレナさんとケイン・ウォンさんは、ペプチド（二つのアミノ酸の結合したもの）を抽出し、それをベータ・アミロイドと命名しました。

その後、10年以上つづいてベータ・アミロイドとタウ蛋白質がアルツハイマー病に関係しているとして、それを抑制するための治療薬開発が柱になってきました。

しかし、この治療薬は200件を超える医療実験で、現在までまだ一つも成功していないようです。

パトリック・マクギアさんとエディス・マクギアさん夫妻は、アミロイド仮説を前提にした薬剤開発に厳しい批判を浴びせています。

2003年に行われた臨床試験の一つに、ベータ・アミロイドへのワクチン療法、患者自身の体内でアミロイド抗体を作らせるという試みです。

マウス実験では効果が証明されていましたが、ヒト試験は途中でいきなり中止になりました。被験者の6％に死亡、脳卒中、脳炎が出たからです。タウ蛋白を除去する効果も認められなかったとマグキアさんは述べています。ベータ・アミロイドの除去に関しても認知機能の改善に関しても効果がないことが証明されていると述べています。アミロイド仮説は疑問と矛盾がありすぎるとマクギアさん。

ストレスからくる脳の炎症が原因とする脳炎症原因説

スー・グリフィンさんは、アーカンソー大学の教授で老化医学の研究をしていた若い女性研究員です。

ニューロン（神経細胞）がストレスを受けると、ミクログリア（死んだ細胞など食べてゴミ掃除する細胞・身体にあるマクロファージと同じ働き）がサイトカイン（炎症促進伝達物質）を放出します。「何か異物があるぞ。退治せよ」というメッセージで免疫反応を刺激します。

この免疫反応が過剰免疫反応になると脳は炎症を起こします。脳炎症です。脳炎症がアルツハイマー病に関与していて、その後にベータ・アミロイドが蓄積していると述べているのが、脳炎症原因説です。マクギアさん夫妻によると、炎症がアルツハイマー病に関与していることは報告されていたのですが、2001年にやっと認知されるようになったと述べています。

1980〜90年代に、炎症と自然免疫系がアルツハイマー病の主原因であることを指摘している多数の研究があるそうです。

したがって、アルツハイマー病はアミロイドの病気ではなくニューロンの病気だと言っている研究者がいるということです。

つまり、脳炎症がアルツハイマー病の原因であるなら、治療は炎症を抑える薬が効果的であると考えられるので、それを検証する必要があるのではと述べています。

感染症原因説

軽度の感染症や急性の感染症にかかるとアテローム性動脈硬化や糖尿病、関節リウマチなどの炎症状態になって、全身の血流で炎症促進型サイトカインの濃度が高まり、脳に伝わって脳内で炎症反応が起きるそうです。これが感染症原因説です。

感染や慢性炎症が、過大な炎症促進反応を引き起こして、ニューロンを傷つけこれがアルツハイマー病の原動力であるとする説です。

感染から、何らかの機能不全がシナプスに生じ、それが脳の脆弱な領域全体に広がり、シナプスとニューロンが大量に消失し、認知力が低下し、やがてニューロン間のアミロイド・プラークの沈着とリン酸化したタウ蛋白質に変化が見つかり、アルツハイマー病と診断されます。精神の混乱や日々の生活における障害が増え、やがて死に至ることになります。

最初に始まるシナプスの消失のきっかけは、つぎのようなさまざまな説もあります。

頭部外傷（おそらく血液脳関門が破裂して病原体が脳に入り込む）、正常な老化（血液脳関門の効力が衰える）と感染の末梢シグナル（脳に交信する際、ミクログリアに「なにか悪いことがやってくるから気をつけろ」という警報）などです。ストレスもキッカケの一つでしょう。

この説は、細菌やウィルスその他の病原体による脳の長期感染状態がアルツハイマー病の出発点であるとする説です。

いまこそ視野を広げるとき

なぜ「年寄り」の全員がアルツハイマー病にならないのでしょうか。

誰しも生きていれば、感染症にかかることはあります。心臓病や糖尿病、肥満その他の炎症性疾患も、人生後半にはつきものです。認知症に火をつける炎症を消せるか消せないかは、結局のところ個人が保有する遺伝子バリアント（さなざまな遺伝子変異）ということになるのでしょうか。

また、たとえばアルツハイマー病をめぐる炎症と感染、自然免疫系の役割をもっと詳しく理解できたとしても、最大の問題は基礎研究の成果を予防医療にどう書き換えていくか、それが大きな課題だと述べています。アルツハイマー病の種子は、どうやらこれまで考えていたよりずっと早い時期に植え付けられているようですが、現時点では、認知問題が表面化する何十年も前にそれを知ることのできる方法はまだ見つかっていないようです。

早い時期に認知症やアルツハイマー病の種が植え付けられているのですが、それを発見するすべは現段階ではわかっていません。ただ認知症が進むのを放置するしかないのです。したがって、ベータ・アミロイドなのか脳炎症なのかなど、原因が不確かであっても、現段階は特定せず、視野を広げて全世界的に基礎研究をし、その研究から予防医療までもっていく必要があるのです。

血液脳関門と治療薬　トロイの木馬作戦

なにが原因であろうと、脳のネットワークが衰えてきて、記憶が分断されることで起こるのが認知症です。

脳の精密なネットワークの研究が進められていく中で認知症を克服する道も見えてきたとＮＨＫスペシャル『腸と脳の神々しいまでのメカニズム』神秘の巨大ネットワークが放映されていました。その内容が東京書籍から本となって出版（２０１８）されています。

この内容を見て見ますと、認知症の原因はベータ・アミロイドとしています。

原因がベータ・アミロイドであるとしてもその治療薬を脳にどのようにして届けるかに大きな問題があります。ベータ・アミロイドを抑制する薬をどのようにして脳の中に侵入させるかです。治療薬を開発できたとしても、脳に送り込むことが難しいのです。

脳血管には血液脳関門（Blood-Brain Barrier）というバリアがあり、脳血管の壁の細胞は、互いに強く結合しているのですき間がなく、薬が通り抜けることができないのです。つまりベータ・アミロイド抑制の薬を開発できたとしても脳に届けることができないのです。

カリフォルニア大学ロサゼルス校のウィリアム・パードリッジ博士は、血液脳関門を通ることが許されている物質の一つであるインスリン、脳に「記憶力をアップせよ」とメッセージする分子であるインスリンに治療薬を結合させてやると脳関門が開き、結合したインスリンを脳の中に侵入することができ、薬を届けることができるという実験を成功させています。これを「トロイの木馬作戦」と名づけたのです。

治療薬は2030年以降か

2019年6月、日経新聞に「アルツハイマー病の新薬開発」とする記事が掲載されました。

アルツハイマー病の治療薬を目指して、製薬会社が新しい原因物質を想定した新薬開発に動いている。スイスのロッシュなど海外大手に加え、エーザイや富士フイルム

ホールディングスなど国内勢が従来とは違うタンパク質を原因物質と見て開発を始めた。〈中略〉

アルツハイマー病の原因物質と想定するタンパク質を従来のベータ・アミロイドからタウ蛋白質に切り替える動きが広がっている。ベータ・アミロイドを阻害する新薬の開発に力を入れていたが成果が出ていないためだ。２０１８年には米メルクと英アストラゼネカが認証実験（治療）を中止。

一方で、製薬大手が新たに原因物質と見るのはアルツハイマー病の患者の脳内で増えるタウという蛋白質だ。米イーライ・リリーとロッシュはタウに照準を絞った治療の開発を進めており、早ければ２０２８年に新薬の承認申請を目指す考えだ。国内でもロッシュ子会社の中外製薬がタウを取り除く新薬候補の実験をはじめた。富士フイルムホールディングスも欧州でアルツハイマー病の発症を遅らせる新薬候補の治療実験を19年度中に始める計画だ。〈中略〉

原因はベータ・アミロイドなのかタウ蛋白質なのか、脳炎症なのか、感染症なのか、まったく認知症、アルツハイマー病の原因が不確かなのです。それでも原因は「これだ」と仮設して、治療薬開発に向かわなくてはならないのです。

自分でできる認知症予防

前述したように、現段階では、認知症に襲われる真の原因はわかっていません。したがって、認知症を治療できる薬はなにもないのです。世界の薬剤会社が、躍起になって、これからさらに高額な研究費を使って創薬に挑んでいくことになります。この治療薬が開発できれば、大きな収入になるからです。世界中、1億人もの患者が予想され、大きな市場なのです。

原因がベータ・アミロイドだったにしても（現段階前述したように真の原因ではないと否定）、タウ蛋白質にしても（マクギアさんは否定）、また述べてきたように感染症や慢性炎症、感染症から起こるアテローム性動脈硬化や糖尿病が、何らかの原因になっていると考えると、正しい食生活、すなわちナチュラル・ハイジーンの実践で予防することが可能であると考えられます。

松田麻美子先生も認知症やアルツハイマー病は、プラントベースでホールフードでの正しい食習慣によって予防できるとレポートしています。

ベータ・アミロイドのプラーク、原繊維の沈着（タウ蛋白質）は、プラークとなって見つかるまで20年以上の時間がかかるようです。乳ガンと同じです。

動物性蛋白質の過剰な摂取は、血管に湯垢のようなプラークを付着させます。それが血管を駆け巡り、脳関門をかいくぐり、脳の中にベータ・アミロイドを付着させるとも考えることができます。

そう考えたら、からだに正しい食生活をしていれば認知症を予防できるかもしれません。正しい食習慣を身につけることは、なにもしないよりも良い方法と思えるのです。

ナチュラル・ハイジーンは七つの原則の実践です。

「きれいな水の摂取」、「空気」、「陽に当たること」、「睡眠」、「運動」、「ストレスマネジメント」、そして「からだに良い食事」です。

この七つの原則（後述）を実践することによって、この章で述べている認知症の原因を抑制することになるのです。

特に、運動と食事、ストレスマネジメントが認知症予防に大きな効果が期待できます。

動物食品を中心に食事をしていることは、コレステロールを多く含む食事をしていることになります。そのことが、アテローム性動脈硬化の原因です。アルツハイマー病の原因に共通しているベータ・アミロイドも動物性食品が影響していることになります。

したがって、脳に良い、脳が喜ぶ植物性食品を多量に摂取していくように、日頃から心がけていくことによって、老後の認知症の不安を解消することになります。

松田麻美子先生も前述したように認知症やアルツハイマー病は、プラントベースでホールフードでの正しい食習慣によって予防できるとレポートしています。

ベータ・アミロイドなど脳にプラークとして発見されるには20年という長い期間が掛かっているのです。認知症の症状が出てからでは「すでに遅し」という状況なのです。

それ故に食習慣が、非常に重要になってくるのです。

6章

医者を信じますか

脳梗塞で倒れた

突然病魔に襲撃される

２０１５年６月23日深夜午前１時27分。経験したことのない全身汗びっしょりで目が覚めました。

何だこれは？

直後、脳が壊れるような「ジワーッ」とする感覚に襲われました。

数秒ベッドに。立ち上がろうと腕を立てましたが立てません。「脳梗塞かな？」

携帯電話は隣の部屋。一人住まいでした。ベッドからずり下りて、ズルズル這って、携帯を手に「１１９」夜間救急担当者が応答しました。

救急隊員との会話

「どうしました」

「立てないんです。脳梗塞の感じなんですが?」

「どこに住んでおられますか?」

これが大変、このマンション何ていう名前だっけ。大手前・・・・正確な名前がとっさにはでてきません。

「目安になるとこ、ありませんか?」「住所は?」

「内本町二丁目かな?」

「ローソンが近くにあります」

「そうそう、マンションはユーシン大手前です」

しばらくして「分かりました。すぐ行きます」

10分くらいだったでしょう。

マンション入口ドアを開けるためのブザーが鳴りました。この解錠設備は隣の部屋。再び這ってそこまで。今度は玄関のドア。再び這って玄関まで。

救急隊員は2人が入ってきました。

「かかりつけの病院は大手前病院です」

救急隊員が電話。

「脳外科の先生、今日は留守だそうです」

「どこでもいいですか?」

救急隊員があちこち病院に電話。

「天神橋の加納病院に行きます」

と受け入れ病院が決まりました。

病院に到着

看護師さんなど数人が入り口で待機していました。ストレッチャーに載せられ、検査室へ。血圧・血液検査のため採血。心電図・レントゲン撮影。それからCTスキャナー。最後にMRI、検査終了。入院部屋へ運ばれました。

すぐ点滴3本。午前4時前でした。電話から3時間以内。夜が明けてきます。看護師さんが体温、血圧、酸素測定。

主治医「2週間の入院、リハビリが必要かもしれません」そう言って部屋を出ていきました。

「そうだ。会社に電話しないと皆心配する」9時まで待って会社に電話しました。秘書が驚いているので「大丈夫だ」と安心させました。

入院から退院

入院の10日間、毎朝、看護師さんが血液をサラサラする薬「プラビックス」を飲んだかどうかチェックします。そのうち、頭が割れるような痛みが続きました。テレビも見たくないし、秘書がもってきた新聞を読もうとするのですが数分で読めなくなるような状態でした。

そして10日の入院で、無事に退院できました。もう安心です。

薬の副作用なのか異常の数ヶ月

食後、毎日医者から指示された「血液が固まるのを防いで流れを良くして病気の再発や発症を抑える薬「プラビックス」を飲む日が2ヶ月続きましたが、それ以後、頭重が再発し、左手指がしびれ始め、体全体の動きが緩慢になってきました。

毎日午前10時頃から頭重が始まると、時間の経過とともにだんだん症状がひどくなっていくのです。さらに毎朝の散歩が苦痛になってきて、休み休み歩くという状況になりました。

なんだろう?

後遺症だろうか?

薬の副作用だろうか?

主治医に相談しようと思って入院した病院に行きました。

当日、受付は3番目で呼ばれるのを待っていましたが、主治医からの呼び出しがありません。つぎつぎと別の患者さんが入って行きます。どうしたのかなと思っていると、看護師さんが来て

「混雑してきたのでお帰りくださいと、先生が言っています」

と伝えてきました。

入院した時の主治医は転院し、別の若い医師が担当になっていました。

自分が担当した患者でないからなのか、金になりそうもないからなのか、薬の説明書に相談してください、と書いてあるのに、いったいどういうつもりだと憤懣やるからなく、興奮しながら病院をあとにしました。

会社近くの薬局に行き、薬剤師に相談すると、さまざまな薬を説明してくれたので、血液をサラサラする軽めの薬を買って会社に戻りました。その薬を飲み始めたのですが、4日目になると、また同じ症状が出てしまいました。

プラビックスの副作用を検索サイトで調べると、

「副作用は、頭重、むかつき、おう吐、意識が薄れる、便が黒い、目が赤い、頭痛、体がだるい、発熱、皮膚や白目が黄色い、赤や紫のはん点、めまい、せき、息がしにくい、発疹、歯茎・鼻からの出血、水ぶくれ、筋肉痛、じんま疹、痒みなど」

とあります。

何なんだ、これは！　何でも書いておけば、なにか起こったにしても言い訳ができるように、そのための注意事項なのか。

今度は、近くの漢方薬本舗「相談に応じます」の漢方薬局を訪れ相談。医師から「瘀血《おけつ》だね」と言われました。初めて聞いた言葉です。『瘀血のはなし』という小冊子をくれました。そこに「瘀血とは血液の粘度が高くなり血の流れが悪くなった状態。私たちのこころや体をのびやかに保つためには、きれいな血液がいきいきと全身を流れていることが必要です」と書かれていました。

漢方薬に変えてみました。4日目までは症状が軽くなりましたが、結局、前と同じ状況に戻ってしまいました。

ナチュラル・ハイジーンとの出会い

当時、東京代々木八幡の会社へ毎月2回のコンサルを行っていました。その東京出張での新幹線2時間半。車内で時間潰しため本を購入しようと思い、いつも覗いている紀伊国屋さんに立ち寄り、購入したのが「世界中1300万部」の『フィット・フォー・ライフ』でした。新幹線の中、読み進むうち興奮。食事が病気の原因である内容、食生活を変えれば病気は改善する、「ナチュラル・ハイジーン」との出会いでした。

入院するまでの50年、昼はカツ丼か天丼、焼き魚、寿司。夜はビールに焼肉、串カツ、焼き鳥、天ぷらに白ご飯。果物は、時々、バナナだけ。野菜など食べることはほとんどありませんでした。食事、栄養、カロリー、食物繊維。そのようなことは意識したことはありません。人生75年、学校でも教えてもらったことはないし、興味を持って本を読んだこともありません。

そしてナチュラル・ハイジーンを開始

夏休みを捕ってふるさと岩手県花巻の別宅に。2016年8月9日でした。

プラビックスのジェネリック「クロピドグレル」、血圧降圧剤「アバプロ」、持参した家庭常備薬「パブロン」「パンシロン」「バッファリン」などすべての薬をごみ箱に捨てました。

食事で治療しよう

本に書いてあることが正しいのかと自分の体をテストする目的でした。

その日から、植物中心（プラントベース）の食生活の実験です。

朝はフルーツだけ。昼食は外食ですが、ベジタリアンに近い店を探して食事。夕食は、これまでほとんど食べなかった大盛りのサラダ。もちろん禁酒。コーヒーもやめました。

4ヶ月後の健康診断は驚きでした。ナチュラル・ハイジーンを始めて3ヶ月。

2016年12月初め、体重は67キロ↓48キロ（19キロ減）に。最高血圧は平均145前後↓平均115、最低血圧平均90前後↓平均70前後。BMI（体格指数）は20・3（基準値内）↓14・8（基準値最低を下回る）へ。総コレステロール値は238（基準値オーバー）↓173（65減少）。血糖値など他の数値はすべて基準値内になりました。

毎年診断している診療所のお医者さん。レントゲンで心臓が小さくなっていることに気づきました。

食生活を変えて「こんなこと起こるのか！　よろしいな！」と。おそらく内臓脂肪が減少したのだろうと判断しました。

それから3年たちますが、ナチュラル・ハイジーンが推奨する食事を続けています。なにが1番変わったかと言うと、薬を全部捨てて、いまでは家には何の薬も一切おいていません。不安はまったくありません。

病院が薦める健康診断もこの3年、一度も受診していません。風邪を引いても薬は飲まず、寝ているだけです。一晩で風邪は抜けています。

兎にも角にも、脳梗塞《のうこうそく》から丸1年の不調は、薬の副作用だと確信しています。

薬の副作用についてご参考までに、以下、紹介しておきます。

薬の副作用「薬はすべて毒である」

薬が害であることは、脳梗塞から半年後に、学びました。薬の90％は石油なのだそうです。つまり、石油を飲んでいることになるのです。

薬は体にとっては異物の侵入です。薬が体に侵入してもたらす弊害は、体の組織を徐々に傷つけていくことです。

以下、主な薬の副作用を紹介しておきます。

高血圧を下げる目的の降圧剤

栄養（特にミネラル類）の損失、疲労、頭痛、むくみ、吐き気、めまい、ふさぎ込み、コレステロール値・血糖値などの上昇、動脈硬化、心臓発作、脳梗塞、腎臓機能低下、などのリスクを高めます。

コレステロール値を下げる薬
エネルギー製造の低下、体力の低下（エネルギー製造に関与する酵素の働きを止めてしまうため）、吐き気、下痢、便秘、筋肉痛などのリスクを高めます。

インスリン（血糖値を下げる薬）
食欲増進、体重の増加、ホモシスティン（チオール基をもつアミノ酸）の代謝妨害などによるインスリン抵抗の結果、「血糖値上昇→インスリン値上昇」という悪循環を招き、糖尿病を悪化させます。動脈硬化の促進、心臓発作、脳卒中、失明や手足の切断などの合併症のリスクを高めます。

コーチゾン（関節炎の薬）
消化器系の潰瘍、ミネラル損失、副腎・脳下垂体の低下、糖尿病、アレルギー、血栓、不眠症、体重増加、痙攣、めまい、頭痛、肺繊維腫などのリスクを高めます。

抗生物質（連鎖球菌、ブドウ球菌などの感染症の薬）

薬が効かない耐性菌を生み出し、さらにひどい感染症を引き起こします。院内感染の増加の要因、肝臓障害、白血病などの血液の病気のリスクを高めます。

ジョエル・ファーマン医学博士の薬に対するコメントです。

薬の発明はこの世の最大の悲劇である。医者のしていることは、そもそも病気を引き起こしてしまったライフスタイルに対して継続の許可を与えているようなものだと述べています。

薬は自然の警告のシステムを働かなくし、危険な行為（病気の根本原因である誤った生活習慣）を続けるように仕向けているのです。

アメリカの医学部の学生たちが薬理学の授業で最初に教えられることは、「すべての薬は毒である」という教えだそうです。

医者は信じられますか

学校の先生、お坊さん、お医者さんは尊敬すべき聖職の方々でした。雲の上の人です。困っている人を助けてくれ、悩んでいることに優しく相談にのってくれる人でした。人のため世のため、自分を犠牲にして励む人たちでした。小学校から中学校までそう思っていたのです。

70年以上の前のことですが。先生からそのように教えられ、信じてきました。でもそれは、現在では現実ではないようです。彼らも同じ人間です。欲の深さは人の数倍、金持ちになりたい、名誉を得たい、威厳をもちたい、尊敬されたいと思うことが人一倍高いようです。出世街道を脇目も振らず直進です。

神の存在、自然の偉大さなど信じていません。

科学と化学、テクノロジーの信者です。

金のためなら、誰をも仕掛ける。私たちはその仕掛けや罠にハマっているような気がしてなりません。近代の西洋医学は最高の医療だと信じていました。医師は信じていいのでしょうか。見ていくとしましょう。

以下、東京は八丁堀で鶴見クリニックを開院されている医師鶴見隆史先生から、健康診断受診時に頂いたレポートを紹介します。

一つ目のレポート

ある教授が語った「ガン治療」に関する衝撃の真実です。

「あなたがどう感じ、どう考えますか。これが現実なのだ」という次のようなレポートです。

闇の勢力のたゆまぬ努力の結果なのか、あるいは日本人が生来の「おびえ症」かつ島国特有の保守民族であるせいなのか、おそらくその両方だと思いますが、日本という国は自他ともに認める世界有数の「薬漬け・医療大国」です。

まったく何の役にも立たない風邪薬をはじめ、胃腸薬、頭痛薬、ありとあらゆる症状別の薬がドラッグストアに行けば買えます。一般の市販薬だけでなく、抗ガン剤など医師と製薬企業がタッグを組んで国民の健康を確実に阻害し、緩慢に殺すための薬品が山のようにあります。

抗ガン剤に関して日本人は世界トップクラスのヘビーユーザーと言われていますが、御用学者を盾に抗ガン剤を世界中に撒き散らした当のアメリカでは、抗ガン剤は「増ガン剤」であり、危険な代物という烙印をすでに押されています。こういう公的な事実も日本のマスメディアは意図して流さず、日本国民の大半が知りません。

日本人の死因第一になったガン（悪性新生物）について、1990年にOTA（米議会ガン問題調査委員会）がまとめたレポートが公式に発表されました。

抗ガン剤・多剤投与グループほど副作用が7～10倍となる
一度縮んだ腫瘍は5～8ヶ月で再増殖する
多剤投与グループは腫瘍が縮んでも生存期間が短い
むしろ腫瘍を治療しないほうが長生きする

こういう医療結果がアメリカ議会の委員会で発表されたことから、賢いアメリカ人は抗ガン剤ではなく、各種の代替医療へとチェンジしている現実が実際にあります。また欧州の人々は、アメリカの製薬企業が撒き散らした抗ガン剤について最初から懐疑的だったため、利用者そのものがアメリカや日本に比べてかなり少ない現状があります。

そこにはイギリスにＮＩＣＥ（国立医療技術評価機構、ＮＨＳ＝国民保険サービス傘下の特別医療機構）などに見られる「厳しい審査基準」が奏功しています。

薬による直接的な延命効果だけでなく、ＱＯＬ（クオリティ・オブ・ライフ）が向上できるかどうか、その点を厳しくチェックしているのです。抗ガン剤はどの商品も総じて薬価が高く、適用後の生存率と出費総額を天秤にかけると、個人にとっても国家財政にとっても費用対効果が低いと判断しているのです。

このレポートから、医療業界の裏側が見えてくる印象を持ちませんか。ただひたすら聖職に従事していると尊敬していた医師を信じ、「先生」と崇め祀ってきた自分は医療業界の金儲けの罠にハマっていたのかと強く感じます。

二つ目の報告

ジャーナリスト立花隆さんの著書『ガン、生と死の謎に挑む』の中で、あるシンポジウムに出席したことを、つぎのように記しています。という鶴見先生のレポートです。

僕以外の演者はすべて、大学や大学病院、ガンセンターなど、そうそうたるガンの名臨床医たちでした。昼休みだったと思います。控室で皆が雑談的にいろいろな話をしているときのことです。いつのまにか話題は抗ガン剤の話になりました。

抗ガン剤はどれほど効かないかという話を一人が話し出すと、みんな具体的な抗ガン剤の名前を出して、つぎからつぎにそれがどれほど効かないかを競争のように話し始めました。

「抗ガン剤で治るガンなんてありませんよ」と、話をまとめるように大御所の先生が言うと、皆そのとおりという表情でうなずきました。僕はそれまで、効く抗ガン剤が少しはあるだろうと思っていたので「えー、そうなんですか？ それじゃ、『患者よ、ガンと闘うな』で近藤誠さんが言っていたことが正しかったということじゃありませんか」と言いました。

するとと、大御所の先生があっさり「そうですよ。そんなことはみんな話していますよ」と言ったのです。病院の医局では、このような話は常識なんだそうです。

ガンの治療に、抗ガン剤治療や放射線治療を薦める医者が裏ではこんな話をいているのです。

専門医が訪問し取材された報告

Tさんが取材した驚異的な事実です。ガン専門医が答えた話です。

3つ目のレポートです。

Tさんは東京中のガン専門医を尋ね回り、

「あなたがガンになり転移したら、自分自身に抗ガン剤をやりますか、やりませんか」

という質問をし続けました。

２７１人に聞いた結果は、まさにとんでもない結果となりました。何と２７０人は「自分自身はやらない」だったからです。やると答えた人はたった１人です。

Ｔさんは「患者さんにはどうしますか？」と聞いています。

何と２７１人中全員が「患者さんにはやりますよ」と答えたそうです。

これはどういうことなのでしょうか。恐ろしい話です。何という無責任さ、何という身勝手さと思いますが、これが本音なのでしょうね。抗ガン剤はそのくらい恐ろしいもので、専門家には嫌われているのです。

平気で取材に答えたお医者さんのこの話、信じられますか。

日本に30万人ほどのお医者さんがおり、厚生労働省には２４０人を超えるお医者さんがいるそうです。

彼らに武士道精神はあるでしょうか。患者さんへの情け、真実に立ち向かおうとする勇気、正義感、規律というものがあるでしょうか。

日本の医者には「医師道」というものがあると諸外国に言われるような国になってほしいものです。決して西洋医学一辺倒では良くないのです。

世界の医師の医療批判

いろんな医師が現在の医療について警鐘を鳴らしています。
以下に『西勝造著作集』(柏樹社)から拾いメモしていた言葉を記します。

哲学者ヘラクレス　断片集130項目から
医者は、切ったり、焼いたり、刺したりして、さんざん病人を苦しめておきながら受けてはならない報酬をそのために要求する。

ロンドン王立医科大学エヴァンス教授曰く
今日の医術はいかほどよくみても、きわめて不満足な方法である。これを解説して世人の信頼を勝ち得るべきなんらの哲理も、またなんらの常識をも有しない。

医学史家ボストウィック博士曰く
投与される一般の医薬はことごとく患者の活力を試す盲目的な実験なのである。

スコットランドのエジンバラ大学グレゴリー博士曰く

諸君、およそ医学的事実といわれるものは、１００の内99まで医学的な嘘なのである。医学の学理は、その大半がまったく虚妄である。

「内・外科評論」誌主筆ジェームズ・ジョンソン博士曰く

わたくしが多年の体験と反省とにもとづき良心的な信念として公言したいと思うことは、次の事である。もしも、この世に内科医、外科医、産科医、薬剤師、薬学士、薬剤師がただ一人もおらず、また、薬も無かったとしたら、疾病も死亡率も今日より少なかったであろう。

英医サー・ジョン・フォーブス博士曰く

ある患者は薬剤の助けによって回復するが、薬剤の助けが無くても回復する患者はもっと多く、また、他の患者は薬剤の助けなどにおかまいなしに回復する。

ニューヨーク内科外科大学アロンゾ・クラーク博士曰く

われわれの使う治療薬は、ことごとく毒物であり、したがって、一服ごとに患者の活力を削減する。医師たちは、良くしようという熱意で、かえって甚だしい害を起こしている。自然に任せれば回復するであろうと思われる多くの人々を、医師たちは墓場へ急がせている。

ニューヨーク内科、外科大学、ジェー・ダブリュー・カーソン教授曰く

われわれの患者たちが回復するのは、われわれが彼らに薬剤を与えるからであるのか、もしくは自然が彼らを癒やすからであるのか、われわれにはわからない。思うにパンでつくった丸薬も、療薬と同じぐらい疾病を治すであろう。

ジョセフ・スミス博士曰く

循環の中へ入る一切の薬物は、疾病を起こす毒物と同じように、血液を中毒させる。療薬が癒やすのではない。疾病はつねに自然良能によって癒やされるのである。

ブルガー教授曰く
不思議にしてかつ同時にもっとも失望すべき事実は、前例なき医学全盛時代に医師尊重が減少したことを記録しなければならないことである。

エフ・デューマン博士
医学とは、人を騙す技術であって、その教えは、たとえ人がどういう意味に解そうとも、虚妄たると変わらない。なにゆえに現代医学が、無力であって病気の予防にも治療にも、あまり効用を示さないものであろうか。

先見の明を得た世界の誠実な医師らの「語った」言葉です。
すべて現代医学の無能を語っています。
そうなのか！
金儲けなのか！
将来を見据え必死に勉強した日々を取り戻すためなのか！
医師という名誉職、尊敬され、人並み以上の所得を得るためなのか！

法に触れない限り、悪徳ではないかもしれません。私利私欲のためには手段は選ばないのです。

あらゆる科学研究で創薬し、高額な治療薬を開発し、お金を手にする。国もそれを税金で応援する。そのような世の中になってしまっているようです。これが資本主義の世界だったのでしょうか。

病気を治すと称する現代医学、憲法に保証された国民の健康、医者に見放された民衆。現代医学・病気医学・医学は人を騙す技術なのでしょうか。

近年、ますます、病気の数も増え患者も増加しています。

今の研究、今の医学、今の政府、今の大手の食品関連業者は、国民のことはまったく考えていないと感じます。

私たちは、真実をまったく教えて貰っていないのです。

文部省はじめ教育委員会など教育に関わるあらゆる関係者、医療に関わるすべての関係者は、人間が持つ生化学を学び、自然の法則に則り、病気を予防し、超健康を維持する人生を暮らせるよう、真実の追求とその真実を国民に教育する方向に早く転換しなくてはならないと思います。

そのことが財政を健全化することになり、日本の未来を明るくすることになるのです。医学の使命は元来、病人を作らないということが本来の目的です。病人になったものを治すことではないのです。

また、医療関連で数々の経歴を持つ小児科医ロバート・メンデルソン医師著『こうして医者は嘘をつく』（三五館）は、

> 現代医学では病気の原因を毎日の生活習慣にその原因を求めず、ウィルスや細菌、細胞の突然変異と遺伝子に求めている

と現代医学の方向の間違いを指摘しています。

医者や政治家は知っていても、業界との絡みから口を閉ざしていることもあるでしょう。知らないのなら勉強しなければなりません。知っているのなら勇気を持って真実を伝える側にまわらなくてはならないのです。それが人間として生まれた使命なのです。

7章

自分が行う予防と健康

知っておきたい　疾病活動

「怪しげな科学」のヨーロッパの第一人者ロベール・ダンツァーさんが30年前に提唱された疾病行動と呼ばれる進化理論がユニークなので紹介しておきます。

感染や被毒から回復しようと戦っているときの発熱や衰弱は、動物の冬眠に相当する行動だと説明する理論です。

１９８０年代前半に疾病行動理論を提唱したのは、カリフォルニア大学デイヴィス校の獣医学者ベンジャミン・ハートさんでした。(『人類の進化が生んだＢＯＤＹ』)

熱性感染症の発病時に動物とヒトに共通して見られる行動パターンは、不活発、気分低下、食欲不振、毛づくろいの減少である。病んだ動物とヒトのこうした行動は、不適応反応でも衰弱した結果でもなく、ウィルスや細菌による感染症と戦うのに有効な発熱対応を最大化するための進化的な戦略なのです。病んだ個人は生と死の前線にあり、その行動は生が死に打ち勝つための総力戦なのだ。

ハートさんは、1970年代の研究を引き合いに出しています。

病原体はたいてい宿主の体温より低い温度を好むため、動物界では古代から発熱により体温を上げて感染症と戦うという適応法をとってきた。だがこの適応法は同時に、眠気、体温低下、食欲減退、水分摂取量の減少を通じて動物の活動を激減させる。体内の貴重なリソースを発熱の燃料に回してしまうからだ。

ハートさんは、炎症促進型サイトカイン(細胞から分布される低分子の蛋白質で生理活性物質)として、インターロイキン1、腫瘍壊死因子アルファ、インターロイキン6の三つを見出しています。これらのサイトカインはマクロファージ(死んだ細胞の破片など食べるゴミ掃除の役割をする白血球の一種)などの免疫細胞を病原体のいる現場に集結させながら、同時に発熱を生じさせるのです。

この「内在性発熱物質」は体の温度調節機能をリセットしてしまうため、体を丸め、暖を求めて巣穴やベッドにこもることになるのです。

ハートさんはこれを急性反応、発熱誘導、食欲喪失、眠気の亢進は中枢神経系で調節されているようだと述べています。

子供さんが、風邪を引き、熱を出したからと言って、慌てて医者に駆け込む必要はありません。体が本来持っているもの（自己免疫）と病原体との闘いなのです。お医者さんに抗生物質の注射をしてもらうほうがよっぽど危険なのです。静かに寝かせておくほうがいちばんの治療法です。

ナチュラル・ハイジーンという「健康法」

以下は松田麻美子先生などから教わった内容です。

米国ナチュラル・ハイジーン協会初代会長

自然療法医学博士のハーバート・M・シェルトンさんは、ナチュラル・ハイジーンをつぎのように定義しました。

ナチュラル・ハイジーンは、健康に必要な条件を具体的に提示します
ナチュラル・ハイジーンは、生物学の一分野です
健康なときは、それをもっとも素晴らしい状態に保つための方法で、健康を損ねたときに健康を回復するための手段です

私たちは60兆から100兆個の細胞からできています。細胞は生命の基本単位です。この細胞からなる私たちの体に人工的な処置をすることは間違いです。「切ったり」「焼いたり」「除去したり」などの手術は健康にとって問題です。

ナチュラル・ハイジーンは、食材を調理するのも基本的に認めておりません。ナチュラル・ハイジーンの食事の基本は、「プラントベースでホールフード」が原則です。「焼く」「煮る」「炒める」「蒸す」などの調理法は、基本的に禁止です。自然でないからです。

この点では、「調理が基本」のマクロビオティックの食事スタイルや動物さえ食べなけ

れば良いとするヴィーガン食スタイルとは違っています。加熱は、植物が持つ栄養素に影響を与えてしまうからです。

プラントベースとは「植物性食品」を基本とすること、ホールフードとは「未加工、丸ごと」の意味です。

つまり、野菜や果物や木の実などの植物を、加工せずに丸ごと食べることを基本にしているのです。

最低80％は未加工・丸ごと、そのままを野生動物のごとく食べることを指導しています。自然をそのまま頂くことが基本なのです。

ナチュラル・ハイジーンという用語はどこからきているのでしょうか。改めてナチュラル・ハイジーンとは何か、まとめておきます。

ナチュラル・ハイジーンという用語のナチュラルは「自然」の意味です。

ハイジーンは、ギリシャ語のＨｙｇｉｅａ（ギリシャ神話の健康の神様）が語源です。古代から中世では「活力」とか「スタミナ」とか「前向きな力」とか表現する言葉として、用いられていました。

ナチュラル・ハイジーンは、「自然な生き方」をすることです。自然な生き方とは、自然の中で自然の恵みを頂いて生きて行くことです。人工的なもの、化学で作成したものは自然ではなく、人為的なものです。自然法則というものがあり、天地自然の理があり、それにしたがって生活することが根本となっているのです。

いろいろな方がナチュラル・ハイジーンを定義しています。

ナチュラル・ハイジーンとは、健康に関する科学（Health Science is Life Science）である

ナチュラル・ハイジーンとは、健康を維持し、病気を予防するための理論である

ナチュラル・ハイジーンとは、健康にとって必要な要素や、健康を最善の状態に保つための手段について研究する生物学の一分野である

小児科医　真弓定夫先生の自然療法

自然な生き方を子どもさんに指導されているお医者さんが真弓先生です。

真弓先生は、東京医科歯科大学を卒業後、１９７４年に武蔵野市吉祥寺に真弓小児科院

を開設しました。（2018年閉院）

口コミなどで全国から、なかなか病気が治らないお子さまを抱えて多くの方が来院されたそうです。真弓貞夫先生の思想は『甦れ生命の力』というタイトルのドキュメンタリー映画のなかに上映されています。素晴らしい内容でした。

真弓先生は、

私たちは間違った生活習慣をしています、野生動物に学びなさい、野生は自分で食べたい時に食べたいものを食べています、自然のものを。私たちは不自然な(人工的な)生活をしています。冷暖房、電気ストーブ、電気毛布、電子レンジやガスでの調理。これらは不自然です。寒ければたくさん着れば良い。私の家には暖房も冷房もなく、電気機器は何もありません。食べるものは四里四方(16キロ平方メートル)で採取されるもの、その季節のものを食べることにしています。それが自然です。動物のように生きれば良いということです。自然に生きる、薬など人間がこしらえた化学物質は、絶対に体に取り込まないこと。加工食品は、体にとってミサイルでしかないのです。

と話をされていました。

超健康革命の会の会報「ＳＨＲニュースレター」に、真弓先生はつぎのような文章を投稿されています。

私たち人間も、本来ヒトという哺乳動物として、自分たちにとっての当たり前な生活から離れてしまった結果が、いまの医療費の増大につながっているのです。

私が医者になった頃は、アレルギーという状態の患者さんはいませんでした。アレルギーという言葉は、１９０６年にピルケという人物が提唱したもので、アロス（不自然な、奇妙な、変わった）とエルゴン（反応）という言葉を合わせたものです。

つまり、アレルギーというのは変わった反応ということで、自然界にはない反応を意味しているのです。アレルギーは私たち人間が不自然な（人工的な）生活をしているという結果（症状）を伝えているにすぎないので、アレルギーそのものを責めても何の解決にもなりません。それを薬で抑えることはその場しのぎ（対処療法）でしかないにもかかわらず、ほとんどの方はそれで治ったと勘違いしています。この間違いが医療費を増やし続けていることに気づいていただくことがとても大切だ、と私は思っています。

と記事を投稿されています。さらに「ご参考までに、自然と当たり前に接するための生活習慣のアドバイスをお伝えしておきます」として、以下の6か条を書いていました。

根本治療のすすめ（医者や薬に頼らず、何が原因かを自ら考え、そこを断ち切る）
少食のすすめ（飽食は寿命を縮める）
菜食のすすめ（植物性のものに変えていく）
自然が与えてくれた食物（乳製品、砂糖が病気を作る）
咀嚼のすすめ（唾液はすぐれた抗ガン剤）
気の思想のすすめ（いただくときは、感謝を忘れず）

自分が行う病気予防と自分や家族が健康でいられるための自然に生きることの6か条です。お医者さんにいくことでも、ドラックストアにいくことでもありません。毎年、定期的に健康診断を受診する必要もなく、健康を回復できる方法なのです。

自然な生き方

「自然に生きる」とは何でしょう。

自然とはなにか、自然に生きるということを少し考えてみましょう。

いま、私たちは不自然な食事、不自然な生活をしております。そして自己免疫疾患で難病になったり、花粉症などアレルギーに悩まされたり、高血圧から糖尿病に、大腸ガンになって手術を受けたり、１９５０年代以前には、存在しなかった病気に悩まされているのです。

昔を想像してみましょう。

数十億年のあいだ、地球の生き物たちは平均12時間の光と12時間の闇の中で毎日生きていました。

人間が火を使って料理をするようになったのは、およそ100万年前、ろうそくを使い始めたのは約5000年前、電気を使い始めてまだ100年しか経っていません。

太古の昔の祖先たちは、人生の半分を闇の中で過ごしていたのです。

なにかを「よい」とか「正しい」とする理由を「自然だから」というのは詭弁だと言う人もおりますが、私たちの体は「生物学（バイオロジー）」「生命科学」の範疇にあり、生物学、生命科学ではまったく正しいのです。

人間が健康で幸福に生きることは、自然に生きることであるというのは、まったく正しいことなのです。

細胞にとって。細胞の中に生きているDNA、DNAの2％に存在する遺伝子、その他一つの細胞の中に生きているあらゆる物質にとって、自然でなければ生きることができないようになっているのです。

「自然の法則」「生命の法則」を無視することはできません。自然の法則、宇宙の真理は、健康との関係において、ほかのすべてのものとの関係と同様に、まさに一定的で、不動、不変のものなのです。

紀元前４５０年頃

いまから２５００年ほど前の賢人、哲学者は自然の中で何を食べていたのでしょうか、少し覗いてみます。

哲学者のピッタゴラス（紀元前５４０〜４９８年頃）は、風変わりな人物で神術や魔術を論じ、南イタリアのクロトンで教団を形成し修道士のような共同生活をしていました。数学者集団です。

数学者ピッタゴラスさんは「あなたの体を動物の肉で汚染するようなことは慎むべきだ。りんごもあるしぶどうもある。木の実や野菜もある。これらのものが私たちの食べ物なのだ」と述べています。自然食で過ごしています。

ギリシャの哲学者アナクサゴラス（紀元前４７０〜４２８年頃）は、『自然について』の散文を綴っています。その中に「植物は大地に固定された動物」であると述べています。大地の生き物が植物であると。

ローマ帝国ネロ皇帝の長男の家庭教師で詩人や政治家、哲学者でもあったセネカさん（紀元前1年〜65年頃）は、

人々は無意識のうちに食卓で自殺行為をしている
自然にしたがって生活するなら、汝は、困ることなかるべし
しかし人間の考えにしたがって生活するならば、汝は必ず貧するであろう

と述べています。
誰もが知っている哲学者ソクラテスさんは、

人々は大麦や小麦、それに塩やオリーブ、玉ねぎやキャベツ、イチジクや豆類を常食にすべきだ

と語っています。
ソクラテスさんの偉大な弟子だったプラトンさんは、

われわれはあくまで危険を覚悟で動物を食べるだろう

と予言、動物を食べることは危険であるとを述べています。
自然主義に賛同する医師たちの言葉を拾ってみましょう。

自然の教えに従って生きていれば、私たちは長生きし、人生は喜びに満ちた素晴らしいものになる

医学博士

ナチュラル・ハイジーンは、人類に与えられた素晴らしい贈り物である

医学博士

私たちは病気を見慣れてしまっているために、病気を当然のこととして考えるが、病気とは人間自身が作り上げたものであり、人間の生命を司る法則に違反したために生じるものである

米国の哲学者

体に関する知恵と理解によってのみ、私たちの病気や痛みをコントロールできるよ

うになる。そうすれば私たちは人類の重荷をも減らすことができる
クリニック創設者

病気になる最も決定的な要因は、果物や野菜を十分に食べていないことである
医学博士

糖化と酸化の問題

自分が体にとって正しい食事をすれば高血圧もガンも認知症もそんなに心配することはありません。自分で自分の健康を維持でき、病気でお医者さんに治療して貰う必要はありません。自分で病気の予防ができるのです。

1950年代以降、なぜ急速に高血圧や高血糖、ガンや心臓疾患に罹患することが多くなったのでしょうか。それは、自分自身が自分の体に悪いことをしているからなのです。

自然の生き方ではなく人工的な生き方をしているからなのです。ナチュラル・ハイジーンは人工的な生き方ではなく、自然な生き方を推奨しているのです。

人工的・化学的な食事を続けていれば、若いうちは何も症状に出ませんが50歳以降に、その影響が出てきます。

人工的な食品の食事は、ゆるかにじっくり時間をかけてあなたの体を「酸化」させ「糖化」させていくのです。

この酸化と糖化が、あらゆる病気の根源なのです。是非、糖化と酸化の正しい理解をお願いします。

糖化とは変性タンパク質のことです。

タンパク質と糖質が結びつきタンパク質が劣化していくことです。糖化は終末糖化産物（ＡＧＥ・ＡＧＥｓ）と表現されています。黒焦げになってしまったトーストなど、おこげと言ったらわかりやすいでしょう。強い毒性をもち、老化を進める原因物質とされています。体を徐々に老化していく物質です。

糖化物質はそのまま細胞に入り細胞核まで侵入し、ガンを発生させる直接的な物質です。糖化の発見は１９１２年です。20世紀に入ってからです。

糖化が一躍有名になったのは、1999年、スウェーデンでの「アクリルアミドに関する共同研究」からです。

（アクリルアミドとは、主に紙力増強剤、合成樹脂、合成繊維、排水中などの沈殿物凝集剤、土壌改良剤、接着剤、塗料、土壌安定剤らの原料として用いられている化合物）

糖化は、必ず、体の中で酸化状態を作り出すのです。酸化は体にとって最悪です。拙い状態を引き起こします。

高GI食品摂取は控える

「外因性糖化」という言葉があります。これは初めから糖化してしまっている食物のことです。

グライセミック・インデックス（GI）と表現する食品に含まれる糖質の吸収度合いを示す指針で、摂取2時間までの血中の糖濃度を計った数値です。

オーストラリアのシドニー大学は、GIが70点以上の食品を高GI食品、56～69の間の食品を中ＧＩ食品、55点以下の食品を低ＧＩ食品と定義しました。

動物性食品や砂糖、つまりお菓子やケーキやチョコレートなどは高ＧＩ食品、体にとって良くない食品です。

高ＧＩ食品、得点の高い順に並べてみます。

グラニュー糖と氷砂糖（１１０）
上白糖（１０９）
キャンディ（１０８）
黒砂糖（99）
あんパン・どら焼き（95）
食パン（91）
煎餅（89）
蜂蜜・大福・ビーフン（88）
餅・うどん（85）
白米・かりんとう（84）

バターロール（83）
ケーキ（82）
ホットケーキ・チョコレート・ドーナツ・団子（80）

などです。

葉物野菜や野菜、果物は低ＧＩ食品で、体にとってさほど危険でない食品です。

あなたが、高ＧＩ食品を中心に食事を摂ると体の中では「高血糖↓低血糖↓高血糖↓低血糖」を繰り返します。

「糖化↓酸化↓活性酸素」と変化し活性酸素を増加させます。あなたの体、細胞が酸性になってしまうのです。錆びつく（老化）と言ったら良いでしょうか。細胞の酸化ついてお医者さんは診断しません。誰にもわからないまま、ゆっくりと糖化していくのです。

ポテトチップスやフライドポテトよく食べていませんか。

ポテトチップスやフライドポテトには、アクリルアミド物質が存在しています。発ガン物質です。ハム、ウインナー、ベーコン、ソーセージ、サラミなど加工肉、パン、パスタ、うどん、ラーメンなど小麦粉製品などは高ＧＩ食品です。

体にとって悪い食品です。

また、「焼く」「炒める」「揚げる」料理法は体にとって良くありません。マクロビオティックやヴィーガン料理でよく行っている調理です。調理することはホールフードではありません。

食習慣が欧米化することによって、私たちの日常は、高ＧＩ食品を中心にした食事をしているのです。

まったく自然からかけ離れた生活をしています。あなたや家族の健康にとって危険極まりない食習慣なのです。

糖化は万病の原因、糖化は病気生産の元です。

60兆もあると言われる細胞内の糖化は、細胞内破壊、ミトコンドリアの破壊、細胞核の破壊、そして細胞の糖化へと進行していきます。

細胞に関して少し整理しておきましょう。

細胞は生命の基本単位です。細胞は三つの性質があります。

一つは細胞膜で囲まれていること。

二つ目の性質は細胞内でエネルギーを作り続けていること。タンパク質による代謝です。

生きることに必要な物質を作っているのです。

三つ目の性質はコピーして増え続けていく性質です。

細胞の中身は水が70％、残り30％は化学物質です。

化学物質の30％の構成は、タンパク質が15％（ヒトは2万7000のタンパク質）、核酸が6％。核酸は30億とか40億とかのDNAとRNA、そして脂質が3％です。

細胞の中は、ドロドロで非常に濃いスープのようなものらしいです。

細胞内には、細胞核（DNAの格納庫）やミトコンドリア、ゴルジ体などさまざまな分子を含んでいます。この細胞の糖化は大問題なのです。

糖化は血液の循環を悪くし、活性酸素を作り出すからです。

細胞破壊が進むと、「ヒトは血管から老いる」と言われているように老化するのです。

1900年、オスラー博士が科学的に証明したことです。

このような日常食生活を続けていたら体は汚れていきます。

原因は動物性食品の摂取。肉や乳製品、あらゆる油、お菓子類、砂糖に塩、加工食品です。

砂糖・脂肪・塩が、体に悪影響を及ぼすので、私たちはそのために健康を損ねているのです。

高血圧症とか高血糖と言われたり、「血管年齢70歳ですね」と言われたり、改善にサプリメントを通販で取り寄せたりする日々を迎えることになってしまいます。

このような日常生活でも若い間は体内に溜まっていて蓄積していくだけで大きなトラブルになりません。50歳を過ぎ、60歳代になってくると表面化してきます。不調を感じ、年1回の定期健康診断を受け、高血圧や糖尿病予備群などと言われたりするのです。

さほど役にも立たない薬を飲み始め、通院し、ガンと診断され人生が真っ暗に、運転中に冠状動脈が破裂し突然死する危険もあります。

砂糖・脂肪・塩は、加工食品メーカーにとっては不可欠な食材で、この三大食材なしでは「美味しさ」を作れません。脂肪がなければ「柔らかでこんがりした美しい黄金色」は出せません。

あの香ばしい黄金色のパン、なめらかなソフトクリームはできないのです。砂糖と脂肪と塩があなたの舌をハイジャックし、あなたを至福の世界に連れて行くのです。それがいずれあなたを不幸へと導いていくことになるのです。

ナチュラル・ハイジーンの「自然に生きる」ことの実践は、化学物資のない紀元前の人間の生活に戻ることなのです。それが、あなたを生涯健康でいられる体にしてくれるのです。

腸を掃除すると健康になる

高ＧＩ食品を中心にした食生活をしていると、あなたの腸は次第に汚れ、血管には湯垢のようなプラークが付着し、血液はドロドロになっていきます。

腸には、私たちにとって命の恩人である１０００種類以上の腸内細菌が棲んでおります。腸内細菌は１０００種類で１００兆個も日々、私たちのために活動しています。その腸が汚れてしまうと悪玉菌が権利をもち善玉菌を追い払い、腸を支配してしまいます。

腸は、脳と連携し、腸から脳にメッセージを、交感神経を通して指示を出しています。このことから「腸は第二の脳である」と言われているのです。このメッセージが機能しなくなってしまいます。

胃や食道、心臓や大腸、腎臓とか肝臓とか、消化器官の健康診断は皆さんよく受診するようになってきています。

しかし、小腸については、健康診断もないし、内視鏡で検査することもありません。内視鏡が小腸まで届かないからです。

小腸はあまり話題になりません。

小腸は、直径3センチで、お腹の中で6メートルと長く、隙間があるとその隙間に自由自在に侵入していくのだそうです。隙間を求めてあちらこちら。

なかなか知られていない小腸の魅力を述べていきます。

小腸は、免疫力(免疫の70%が小腸)に関係しています。心身の健康、ストレスやうつ病、気分に大いに関係しているのです。

腸は脳と密接に関係している第二の脳。NHKスペシャル「神秘の巨大ネットワーク腸と脳の神々しいまでのメカニズム」として番組で放映されました。「万病撃退！　腸が免疫の鍵だった」とサブタイトルも流れていました。

腸は、「トイレに関係しているのでしょう」とか「おならのことでしょう」とか、腸の話を持ち出すと腸なんて恥ずかしいというような理解で、無関心な人が多い気がします。

腸の汚れは、消化に問題を起こします。

また腸が汚れると腸内にある神経は働かなくなってしまいます。

腸の不調は、便秘や下痢の原因で起こり、不安やうつ病に関係しています。

またストレスが腸を不活発にしてしまいます。


米国生まれのバーナード・ジェンセン医師は『汚れた腸が病気をつくる　腸をクリーンにする究極の方法』（翻訳版1998年ダイナミックスセラーズ出版）を著作しています。

バーナードさんは、1929年生まれ、世界各国を歴訪し、腸の研究を続けた報告の本です。全米で80万部突破した話題になった書籍です。

患者さんの遺体から小腸を取り出し、真っ黒になった小腸の写真が掲載されており、驚いてすぐに購入し読みました。

本書は、「自家中毒」の話から始まります。

自家中毒という症状とは、腸の機能不全が原因で起きる腸の中毒で、体内にいろいろ困った問題を生じさせます。

現代の多くの病気や身体不調の元凶になっていると述べています。

腸の汚れ、下水道に喩えてみると、そのプロセスはいっそう理解しやすいでしょう。

都市の下水処理システムが故障したらどうなるか想像してみましょう。あるいは下水管のあちこちに何かつまり、汚水が流れなくなったらどうなるでしょうか。壮絶な汚れ、危険な状態となり、深刻な衛生問題を発生させ、人々の健康と社会を脅かすことになること必然です。

腸トラブルの原因

現代人。特に産業の盛んな国々に住む人ほど、深刻な腸のトラブルを抱えています。何が私たちの腸に障害をもたらすのでしょうか。

人は環境と、個人的な生活習慣によって、腸へのダメージを受けています。

第一の原因は、健康に暮らす必要条件すべてが満たされている自然生活から勝手に遺脱してきたことです。

自然な生活、自然の法則に則った生活からの遺脱、不自然で人工的な生活にのめり込んでしまっていることが原因です。

近代的、合理的、技術的であればあるほど、病気になる頻度と深刻さが増していくのです。特に、最近の食物事情は現代人の体の不調に大きく影響しています。

人々が体調を崩しやすいのは突き詰めてゆけば、私たちの体を維持するための大切な食物の栽培、収穫、加工、出荷、販売の方法に問題があるからです。

食材が劣悪なために、体（細胞）はきちんと栄養を得ることができないのです。動物性食品、果糖、脂肪のとりすぎが腸の汚れを招いているのです。

ストレスも自家中毒症状を起こす原因になります。

現代人の心にのしかかるストレスや緊張が腸を不調にしています。体がストレスを受けていると、そのストレスによって消費された栄養を補うため、さらに余分の栄養が必要になってきます。ところが、口にした食べ物はまったく不完全なもの。腸に不適切な、腸が必要としない食事を摂取していれば「これじゃ足りない」と腸は悲鳴を上げるのです。

質の悪い食生活や水不足のせいで小腸内に宿便がこびりつくようになると、宿便の蓄積の程度に比例して腸の働きが弱まり、生命維持に必要な栄養素が不足してきます。

いくら良い食事をしていても腸が細胞に栄養素を送れないので細胞は弱まってしまいます。

腸壁に蓄積した宿便は健康に害を及ぼす悪玉菌の絶好の繁殖場所です。

悪玉菌は、この腐敗して悪臭を放つ便の中で増殖をはじめ、事態はさらに深刻になります。悪玉菌は腐敗した腸が大好きなのです。

腸の壁を覆っている厚い粘膜はさらに肥厚していくと、腐敗を促進し、腸壁に網の目のように広がっている腸の毛細血管は、毒素などの有害な物質を吸い上げはじめ、その結果、すべての組織・器官が血液を通して有毒物を取り込むようになってしまいます。これが自家中毒です。

そうなると腸内には善玉菌はほとんどいなくなってしまいます。どんなにヨーグルトを食べようと腸が腐敗していたら何の効果ももたらしません。

宿便に関して正しく理解しておきましょう。お医者さんでさえ、内視鏡で大腸に便が残っていなければ「宿便はありませんね」と言います。

宿便は、お母さんの子宮の中ですくすくと育っている10ヶ月の間、自分の腸にためた便が、生まれて直ぐから大量に排便するのですが、その時、排便しきれなくて小腸に残ってしまった便でもあるのです。完全に排便しなければ、50歳になっても残り、便そのものは真っ黒になっています。

したがって、早い時期から、できるなら子供の頃から野菜やフルーツや十分に水分をとり、時間を掛けて宿便を体外に出す必要があります。腸の健康法、腸のクリーニングです。

本当の健康法は、実は、小腸の健全さにあるのです。小腸が詰まれば脳も詰まるのです。

脳梗塞の原因も小腸が影響しています。

認知症もアルツハイマー病も原因は小腸の不健康が原因となっています。小腸が健康になれば肌もきれいになり、しみも消滅し、美人になります。頭も良くなるそうです。お子さんの学業成績は腸の健康次第なのです。

幼年時代から今日まで、あなたが食べてきたものすべてが血液の健康に影響しています。もし、必要以上の過度のタンパク質摂取や肉類など動物性タンパク質を摂取していれば、血液は果糖や脂肪が多く、腸は消化・吸収できず毒素となって小腸や大腸に残ってしまいます。不健康な腸になるのです。

動物性食品摂取をやめれば、認知症の原因と言われているベータ・アミロイドやタウ蛋白質も脳細胞に付着しない効果も期待できるのです。

母は地上最優秀な料理人

幼少の頃から食事に対する正しい習慣をつけさせることが、子どもの健康を維持するのに最も重要なことなのです。子どもの頃から正しい食習慣を身につけさせておけば、大人になっても病気知らずの健康な体でいられるのです。

また、過食は、消化器官に余分な負担を与え、胃腸は平生より長時間働き続けなければならなくなります。

この過剰な負担が血管を固くし、動脈は硬化、高血圧になり、心臓にも負担を与えます。老廃物も多量に生じてきます。

あなたが食べるもので血液は良くもなり悪くもなるのです。

悪い食べ方を習慣にすると、慢性便秘、大腸の慢性炎症、腸運動の緩慢、腎臓排泄の不調、血液内における毒性物質の滞留、腎臓の障害による血液中の塩分堆積などが起こります。毒物が血液中に滞留してしまいます。そうなると高血圧はじめ肩こり、めまい、腰椎、脳梗塞、腎疾患、ガン発症の原因となるのです。

あなたが体に正しいことをすれば、あなたは病気の予防ができ、健康でいられるのです。

赤ちゃんは母乳で育てる　腸内細菌移動

ナチュラル・ハイジーンの食事の自然の恵みは、生まれてくる子どもさんの健康にとって素晴らしいものです。

旬で新鮮な野菜や果物を食べていたお母さんの母乳で育てられた子どもはお母さんから素晴らしいプレゼントを頂けるのです。

赤ちゃんは、絶対、母乳で育てましょう。母乳は赤ちゃんに最適・最高の栄養なのです。少なくても生後4ヶ月、できれば6ヶ月までは母乳のみで育てるのが望ましいのです。母乳から与えられる免疫機能が大変重要だからです。

母乳には、免疫を赤ちゃんに受け渡す大切な役割があり、重要な免疫を考えたらミルクは到底母乳にかないません。

母乳には、ラクトフェリンというタンパク質が含まれており、これが赤ちゃんの腸の中で鉄分と結びつき腸管からの鉄分の吸収を効率よくします。

腸の中の鉄分を少なくしてくれるのです。鉄分が少ないと大腸菌の繁殖を抑えビフィズス菌など善玉菌を優勢にしてくれます。

母乳の中には、風邪のウィルスに対する抗体が出て、母乳を与えることで風邪の治療にもつながります。母乳を飲んでいる赤ちゃんは、ミルクだけを飲んでいる赤ちゃんに比べて気管支炎や肺炎を起こす頻度が低くなるのです。母乳を与えることで、赤ちゃんの病状の進行がある程度食い止められているのです。

赤ちゃんに腸内細菌をバトンタッチ

赤ちゃんはお母さんの体内でほぼ無菌状態なので無菌状態で生まれてきます。

赤ちゃんが膣を通って外に出るとき、赤ちゃんの口から入り込んで、赤ちゃんの腸内で乳酸菌などのマイクロバイオータ細菌群が急速に増殖します。赤ちゃんの腸はすぐにも細菌だらけになります。

無菌状態だった赤ちゃんの腸は、生後1週間で90兆もの微生物の棲みどころとなります。私たちの腸内にいる微生物の数は、人体を構成している細胞の数の10倍あるとも言われています。腸内マイクロバイオータの総重量はヒトの脳や肝臓より重いそうです。

母乳で育てられる赤ちゃんはお母さんから毎日、1兆個を超える免疫細胞を受け取るのです。その中身はマクロファージ、好中球、リンパ球や最良のサイトカインとケモカイン、そして赤ちゃんの成長を促す分子であるコロニー刺激因子などです。

母乳には700種類を超える細菌種が見つかっています。

私たちは、ヒトとしての進化から細菌と共生する道を選んでいます。腸内に善玉菌など良いことをしてくれる細菌をもっていなくては健康で暮らすことはできないのです。

1000種類とか2000種類と言われる腸内細菌をお母さんから、生まれる瞬間に母乳を通して取る必要があるのです。

お母さんと赤ちゃんの腸には同じ種類の細菌がいます。どうやら細菌は、腸から乳房へと活発に移動しているようです。腸壁を超えて腸間膜リンパ節に入り、そこからリンパ系にのって乳腺に運ばれます。

母乳を通して赤ちゃんの腸に入れば、健康な腸内細菌の移動が完了します。

昔、アメリカで母乳入りアイスクリーム「ベイビー・ガガ」が大ヒットしたそうです。「母乳入りと聞いて拒否反応を起こす人も一部にいますが、これは純然たる有機食品で、完全な自然食品です。お乳の出処であるこの私は放し飼いで、健康そのものです」

の宣伝だったそうです。

こんな素晴らしい母乳を受け渡すには、母乳の質が問われます。質の良い母乳は、素晴らしい赤ちゃんを作るのです。逆に質の悪い母乳は病気に弱い赤ちゃん作ることになります。

質の良い母乳を維持するためには食事が大切です。野菜やフルーツ、木の実や豆類を中心の食事にし、肉や魚はできるだけ控えること。もちろん、アルコールやタバコは厳禁です。昔のような自然が遠くなった現在はなおさら注意すべきことです。

１９４６年アメリカで出版された『スポック博士の育児書』は世界中で爆発的に売れて全世界延べ５０００万部も売れた著書です。

この本で強調されていたことは、

牛乳は母乳より栄養がある

赤ちゃんを育てるには早いうちに母乳をやめ牛乳に切り替えるほうが良い

といった間違った情報です。

母乳が良いことは科学的に証明されています。

スポック博士は、1998年、亡くなる前に「私の書いたことはすべて間違いだった」述べたそうです。

腸内細菌を正しく維持しよう

免疫システムは、外敵を見つける殺し屋です。

日々食べることで腸内フローラを変化させ、生存競争に勝ち抜けるようになっているのです。免疫の働きの3分の2は腸のお陰です。

腸内細菌は、未知と魅惑の微生物の世界です
腸内細菌は、1000種類、100兆個も腸内で棲息しているのです
1グラムあたりウンコには世界の総人口より多くの細菌が存在しています

人間は寄生虫や細菌によってコントロールされています

延命は「実は寄生虫たち細菌の仕業だ」と研究者はそのメカニズムを少しずつ解明しています。

腸内細菌は十分な栄養を与えられるとビタミンや健康に欠かせない脂肪酸を作り出します。腸内細菌は免疫システムを念入りにトレーニング（病原体など遺物に過剰反応しないように）してくれています。

腸内細菌にとってのごちそうは食物繊維です

細菌は食物繊維が大好きなのです

食物繊維は善玉菌しか食べることができません

食物繊維が20グラム以下だと悪玉菌が実権を握ってしまうのです

悪玉菌が増えれば、倦怠感や震え、昏睡状態になるのです。肝臓に問題がある人は毒素をうまく処理できなくなってしまいます。

顕微鏡の進歩で腸内細菌を見ることができるようになってきました。「人間が作った光のない世界の真夜中の空に、キラキラ光る無数の星のようだ」と『おしゃべりな腸』（サンマーク出版）の著者ジュリア・エンダースさんが書いています。

ジュリアさんは、腕・足などの傷が治療できずにお医者さんに治療不能を言い渡されました。お手上げです。

ジュリアさん、あるレポートを発見します。

そのレポートを読んで、抗生物質の服用が影響ではないかと思ったのだそうです。その時から自分は皮膚病ではなく、腸の問題と考えるようになりました。

とにかく正しい知識が大切だと、大学に入って医学を専攻することになりました。微生物学を専門に研究しています。

１９９０年生まれのフランクフルトに住む若い女医さんです。腸内細菌を徹底的に研究されています。

小腸を健康に維持できれば、

頭が良くなる
うつ病にならない
気分は爽快
認知症になる心配はない

など素晴らしい効果があると述べています。

最適な腸内細菌を維持するためには、ナチュラル・ハイジーンが推奨する自然な生き方、プラントベースでホールフードの食事の食習慣を身につけることです。

祖先は狩りや採集で、毎年５００種類の野菜や根菜やハーブを食べていました。現代人は主に17種類だけになってしまっているのです。祖先の３・４％だけでしかありません。

予防医学研究所の創立者オーニッシュ医師は、

あなたがする生活習慣は、医者がしてくれるどんなことよりも、あなたの健康と幸せに、大きな影響を与えると述べています。

この言葉の意味には、腸の健康を維持すべき食べ方を示唆しているとも言えます。正しい食習慣で小腸の超能力、腸能力を飛躍的に高めることができれば、医者いらず薬いらずの生活ができるのです。

運動　日光　きれいな水　睡眠

ナチュラル・ハイジーンは7原則の実践をお願いしています。

つぎの7項目です。

きれいな空気を吸う　自然の中で最低10分以上深呼吸をする

自然な水を飲む　生水を最低一日2リットル

日光に当たる　一日30分以上　夏なら15分

運動する　　　　一日最低30分以上のウォーキング
十分な睡眠　　　7時間以上　できたら熟睡
ストレス解消　　30分以上瞑想
体が求める栄養素　　プラントベース・ホールフードの食事

コリン・キャンベル博士は、「プラントベースでホールフードの食事より勝る治療を、私は知らない」と述べています。

運動　歩くことで得られるメリット

足は「第二の心臓」と言われています。足にポンプ機能のふくらはぎを持っているからです。

歩くことで、多くの血液を全身に送ることになるので心臓や肺が活発に動きます。内蔵に良い結果をもたらしてくれるのです。

歩くことで血流も良くなります。細胞に生き生きと働いていただくためには毎日の歩行が不可欠なのです。

免疫力もアップします。

理想は一日1万歩、距離にすると6キロ程度です。

ウォーキングは、一日30分、毎日でなくても構いません。週に3回から4回など。動くことが体にとって大切なのです。

ウォーキングは、午前中が最適です。

午前中はマイナスイオンが多い時間帯なので、午前中にウォーキングすることは、大変有利です。ジョギングは、活性酸素を生じさせるため、ガンや難病などに罹患されている方はやらないほうが良いでしょう。また、ハードな運動も、ガンや難病者は止めておいたほうがいいでしょう。ガンや難病者は、ウォーキング程度がベストなのです。

ウォーキングの効能は、60分歩くことで、

300キロカロリーのエネルギー消費
ミルキングアクションの活性化（循環改善）
脚力の維持により、社会生活精神生活向上

ボケ防止
日光浴により免疫向上

と大変体に良い効果があるのです。歩く習慣を身につけましょう。百歳の日野原重明先生は大変よく歩かれていました。

日光浴するメリット

日光にあたると紫外線を受け「皮膚ガンの原因」「しみ、しわの元凶」とされていました。これは間違いです。肉食中心の人が日光に当たると皮膚がんになる傾向が強くなるそうです。生の野菜や果物をたっぷり食べている人にとってはむしろ大いにプラスになります。それはビタミンDを体内に出現させるからです。ビタミンDは、細胞組織を病気から守ってくれます。

日光の少ない北極や南極に近い地域でつぎのような病気の発症率が高く、その原因はビタミンDの不足だとされているからです。

北半球の極北部地域では、1型糖尿病、多発性硬化症、関節リウマチ、骨粗鬆症、乳ガン、前立腺ガン、大腸ガンなどの病気が他の地域より多い傾向が見られるという研究結果があるからです。

多発性硬化症は赤道から離れるにつれて増えていて、はるか北方地域と赤道周辺地域では100倍もの大きな相違があります。

同様にオーストラリアでは、さらに南下するにつれ日光が少なくなり、多発性硬化症が多く見られるようになります。

同じオーストラリアでも南部（南緯43度）と北部（南緯19度）ではおよそ7倍の違いがあるのです。日光浴が重要な理由です。

水の大切さ

生水を飲む者には病なし

イギリスの諺に、「水を飲んでおれば、病気もせず、借金もせず（病気をしないので費用がかからないから）、また自分の女房を後家さんにすることもない（自分が長生きするから）」というのがあります。
ドイツでは、リーフマン博士は、生水を飲用することを「療病法の合自然法なり」と唱導しています。
フーカー博士は「冷たい生水を多量に飲むことを怠らなければ、肌を美しくし、血液の循環を良好にし、腎臓炎および結石病、胃病などに罹ることがない」と述べています。
クレンケ博士は「毎日飲用する生水は無病の霊薬である」と述べています。
イギリスのキャスカート博士は、
「生水は、物質界に存する液体のうちで、最も驚異に値するもので、人体においては常に体温の調節、新陳代謝の主役、毒素の融解剤として、太陽と同様に必須のものである」と絶叫し、
ホーク教授は「食物を適当なる生水と共に摂取すると、消化液の分泌が促進され、いっそう活動的となる」と断言し、
米国のブラムス博士も「胃腸病患者はもとより、発熱する下痢患者にも、薬治法以外に必ず生水を飲ませよ」といい、
外科医デーデン博士は、「毎日2リットルの生水を飲んでおれば健康長寿の人となるこ

とができよう」と奨励しています。

イギリスのケース博士は「病人には生水を飲ませよ」

アメリカのスーサランドさんは「生水を常用せよ」と激励しています。

フランスの名優サラ・ベルナール女史は、いつも若々しいので、ある人が「何か若返り法でも用いているのですか」と質問したら、女史は直ちに「人は花と同じく生水を飲まねばなりません」と答えたという話があります。


日本で水の効用を説いた古い文献は、陸舟庵さんの『養生訓』、その中に、

冷水には酸素という自然の精気があり、人の血気を清涼にする効果があります。もし一度湯に混ぜればこの精気蒸発して清涼の効力は減じてしまいます。一般に水に毒素があるとして、冷水を禁じ、湯を冷まして用いています。これは大きな間違いであり、熱病は別に薬剤を服せず、冷水飲めば治すことができる、これは清涼水の効です。老少の差別なく、疾病の有無にかかわらず、常時冷水を飲むこと

と書いています。

生水を常用すること。自然の生水が手に入らない方は、浄水器を取り付けた水道水で何も問題はないので、水道水を、最低一日2リットル飲むことが健康法として述べられています。名水はよく、アルカリイオン水やろ過水はよくありません。

尿量は一日1リットル半くらいなので、私たちの体は約1リットル半ぐらいずつ新陳代謝をしているので、生水を一日1リットルから2リットル飲むことを推奨しています。

3週間でようやく全身の水分を一新することができます。

体細胞は毒を貯蓄しているので、生水を飲んで毒を流すことが必要なのです。

十分な睡眠も大切

睡眠は、蓄積した肉体的・精神的疲労を修復してくれます。十分な睡眠がとれていないと、精神が肉体をいじめ、肉体は精神をいじめます。睡眠は、発達した大脳を持つ人間にとって、健康を支えるための重要な役割を担っています。

睡眠の良否が脳の情報処理能力を左右し、質の良い睡眠をとらない限り、日中、十分な活動ができなくなります。

睡眠中は脳下垂体から分泌される成長ホルモンが多くなります。成長ホルモンは、疲労を回復させ、免疫力を高め、脂肪を分解し、美しい肌を作り、艶やかな髪を作り、骨や筋肉を作り、動脈硬化を予防し、エストロゲン（女性ホルモン）の生産を促進するなど、さまざまな働きをしてくれます。

睡眠は、何時間が正しいかという決まりはありません。起床されて元気を感じられれば、その睡眠時間があなたの理想の睡眠時間です。

日中、眠くなったり、疲れを感じるのであれば、あなたは睡眠不足です。いろいろテストしてみて自分の睡眠時間を決めたら良いでしょう。一般的には、7時間睡眠が理想とされています。

睡眠不足は情緒的不安定になり、意欲・状況判断・意志決定力が低下します。また、肥満、ガン、糖尿病、心臓疾患、アルツハイマー病などの病気と深く関わっています。

食べ物も関係しています。

動物性食品や精製加工食品は、体を酸性に傾け、睡眠誘導に必要なカルシウムを奪うなど、トラブルを引き起こし安らかな睡眠に入ることを妨げてしまいます。

良質な睡眠を得るのに木の実や種子類、かぼちゃの種が役立ちます。また、朝日を浴び、体を積極的に動かすことも不可欠です。

ストレス追放

ストレスとは、不安、恐れ、疑い、嫉妬、怨恨、嫌悪などから起きてきます。ストレスは、心を傷つけます。

ストレスが起こると、脳の視床下部から副腎へ指示が出て、アドレナリン（心拍数・血圧上昇・血糖値上昇・脳のブドウ糖利用効率上昇）やコルチゾール（敵から逃走状況での不用な機能の抑制）ホルモンを発生させます。

慢性のストレスは、体のダメージを大きくします。

ストレスを追い払うには、深呼吸、笑うこと、体を動かす、歌うこと。最も効果的なのは笑うことだそうです。「笑いは百薬の長」と言われるゆえんです。

お医者さんから見放され、笑いで難病を治療したノーマン・カズンズさん。

49歳に硬直性脊髄炎という難病（背中が動かなくなり動けなくなる難病）を患い、入院し治療に当たったのですが、一向に治らず、意を決し退院し、ホテルに映写機を持ち込み、「笑い」に関する映画を一日中見て笑い、笑いで難病を克服しました。その体験を、岩波現代文庫『笑いと治癒力』に書いています。

笑いで難病を回復した素晴らしい体験談、ジャーナリストだからでしょう、素敵な文章でした。

笑いのパワーは、ストレスを軽減し、免疫力をアップし、血圧を下げ、血液循環が良くなるという効果があるのです。

食べてはいけない食べ物

米国ナチュラル・ハイジーン協会初代会長ハーバート・M・シェルトンさん、自然療法医学博士です。ショルトンさんは1895年生まれです。

それ以前に、ナチュラル・ハイジーンの考えをまとめた方はラッセル・トゥロールさんです。トゥロールさんは1812年の生まれです。

つまり、ナチュラル・ハイジーンは、19世紀に始まった歴史の長い病気予防、健康維持法なのです。

その中心は、何度も記述していますが「ナチュラルベースでホールフード」です。

ナチュラル・ハイジーンは病気にならないようにするためには、つぎのような食品を食べてはいけないとしております。

肉、加工肉、魚、鶏卵などの動物性食品
牛乳、チーズ、ヨーグルトなどの乳脂食品の過飲過食
和菓子、洋菓子、スナック菓子、チョコレートなど菓子類
白砂糖、グラニュー糖、果糖
トランス脂肪酸、酸化油脂、リノール酸油など悪い油脂の入った食品の過食

わかりやすく言えば、すべての加工食品と砂糖・オイル・塩（英単語の頭文字からSOS

食品）、動物性食品（動物性タンパク質）は食べてはいけない食品です。

なぜ動物性タンパク質は良くないのでしょうか。しっかりと理解いただきたいと思います。

動物性タンパク質には食物繊維は含まれていません。アミノ基（ＮＨ２）は必ず含まれています。食物繊維がないため、消化作業中にこのアミノ基をめがけて腐敗菌が出現し、腸内は腐敗菌だらけになってしまいます。腐敗菌は「脱炭酸」反応を起こして、腸内にアンモニアや硫化水素（嫌な匂い発散）を出現させます。毒性アミンを出現することもあります。アミン類や硫化水素が腸や胃をはじめ臓器すべてを炎症に感染させます。

さらに、動物性食品にはファイトケミカルはゼロ、ビタミンやミネラルは微量含んでいるだけです。体に必要な十分な栄養素をもっていないのです。


加熱オンリーの食事は禁止です。

何度も述べてきましたが、加熱はできるだけ避けてください。火を通すことによって植物だけが持っているファイトケミカルという栄養分を消滅させてしまうからです。カロテノイド群やポリフェノール群が少なくなってしまいます。

生食ですと、満ち溢れたファイトケミカルと酵素をたくさん体にいただけるのです。

ファイトケミカルは抗酸化物質です。ガンを撃退する大エースなのです。

ファイトケミカルは、1985年以降、にわかに有名になった抗酸化物質です。ファイトケミカルのファイトはギリシャ語で「植物」の意味。したがって、ファイトケミカルは「植物由来の化合物」という意味になります。

油（オイル）はオリーブ油も亜麻仁油も要注意

オリーブ油はオリーブの実を搾った油です。加工中に酸素に触れて酸化してしまっているからです。ほとんどの油は加工油です。

自然の脂をそのまま頂くには、ナチュラル・ハイジーンでは「木の実」を推奨しています。一日30グラム以上、手のひらに山盛りが目安になります。

木の実は、オメガ6対オメガ3の割合が理想的なのです。特にくるみが理想的です。

オメガ6とオメガ3の割合が、30対1や50対1になっているのが現代人の食習慣です。このような割合だと、必ず、病気になります。

特にホルモン依存症（乳ガンや前立腺ガンなど）やアレルギーになりやすいのです。

米もパンもラーメン、うどんやパスタなど小麦粉のもの、ほとんどの菓子やビスケット、クッキー、お好み焼きなど小麦粉原料のものも、大豆も芋も小豆も肉も卵も甘い菓子もオメガ6です。

つまりリノール酸油脂が多く、このような食べ物ばかり食べているとオメガ6ばかりの体になり、酸化と炎症だらけの体になっていきます。

摂取する油の割合、オメガ6対オメガ3が、50対1で摂取すると、炎症、酸化、あらゆるガン化、心筋梗塞、脳梗塞、アレルギー（喘息・アトピー性皮膚炎・花粉症）、眼病、耳鼻病、あらゆる難病といった疾患につながっていきます。

細胞膜が酸化してしまうからです。

逆に、オメガ3（アルファリノレン酸やDHA油）がたくさん体に入った場合、抗酸化、抗炎症、抗梗塞、抗アレルギー、抗喘息といった特徴を持つことになります。

車に例えれば、オメガ6はアクセルで、オメガ3はブレーキです。オメガ6がまったくゼロは良いことになりませんが、できるだけ多く減らすことが必要です。オメガ6対オメガ3の割合を1対1、悪くても4対1（クルミ）にすることが必要です。

そのためには、生野菜やフルーツを増やすことが重要です。

生野菜やフルーツには油成分は少ないのですが、その油はオメガ3だからです。

マクドナルドの食事　アメリカ産牛肉のリスク

この章の終わりとして「自然な生き方」をより深く理解いただくために、マクドナルドの世界制覇から学んでいくことにします。

マクドナルドのフライドポテトは美味しい
美味しい理由は揚げ方、つまり油
その油は牛脂93％、大豆油7％

そして風味が特徴になっています。マクドナルドならではの風味です。

ですが、コレステロール値の高さに非難の大合唱が起こったことをご存知でしょうか。

その非難でマクドナルドは揚げ油を純正植物油に切り替えました。ところが、ビーフ風味は作れないということになり天然香料なるものが登場します。

この天然香料は体にとって大きな問題になるのです。香料は、ほとんどの食品に使用されています。

食品に印刷されたラベルを見てみましょう。

天然香料や人工香料の文字が並んでいます。どちらも人間がこしらえた添加物、つまり化学物質です。自然のものではありません。

この化学物質香料がほとんどの加工食品の風味を担っているのです。あなたが食べている加工食品のすべてに化学物質が使用されているのです。

香料化合物は秘密にされています。それは石油プラントや化学工場が関係しているものです。石油です。

ポテトチップス、パン、クラッカー、朝食シリアル、アイスクリーム、スポーツドリンク、清涼飲料水、天然ジュース、ワインなどに使われているのです。

それらの合計の香料が化学物質として、あなたの体の中に蓄積されていきます。化学物質は毒です。あなたは毒を食べていることになるのです。

アメリカ産の牛肉は工業生産

ハンバーグの肉はどうのように作られ店舗に届けられるのでしょうか。ファストフード店の肉はほとんどアメリカ産輸入肉です。

数年前、狂牛病が大問題になり、外国産、特にアメリカ産牛肉の輸入は制限されていましたが、最近、その輸入制限が撤廃されました。

トランプ大統領の関税アップによる貿易戦争により、2019年には、圧力がかかり、さらにアメリカ産牛肉の輸入が拡大されるようになってきています。

アメリカ産牛肉、マクドナルドなどハンバーガーのパテ（フランス語・すりつぶした肉）はどのようにつくられているのでしょうか。

現代の畜産は、巨大な機械の歯車が並ぶ肉の工業生産です。アニマル・ファクトリーです。もはや自然で育成する畜産ではなく、畜肉工業生産となっております。

1940年代から始まったアメリカの牛肉文化はつぎから述べるような工業畜産に進化しています。進化と言えるのか疑問です。

IBP（アイオワ・ビーフ・パッカーズ）革命と言われます。アメリカ肉生産基地です。

ネブラスカ州にあります。そこでは非熟練労働の不法移民が休む間もなく一日中働いています。

機械化された縦横無尽に走るベルトコンベアに並んで膝まで沈む牛から流れ出した血の中で働いています。毎日5000頭の牛がレーンに入って来ます。

ベルトコンベアで流れ、それを撃ち屋、刺し屋、縛り屋、尻落とし、肢落とし、膝落とし、脱骨屋、頭割、尻割、鉤吊りの分業で、男女の不法移民が通路に隙間なく8時間半勤務しているのです。

ベルトコンベアに流れてくる5000頭の牛。空気ガンで気絶させ、2、3秒に1分間隔で気絶した牛を鋭いナイフで刺し殺す。牛一頭一頭違うので自動化できないからです。内蔵を取り除くのは手作業です。

動力装置や機械がうなり、圧縮機が空気を吐く音、作業用通路、壁を這うパイプ、だだっ広い空間、縦横に走るベルトコンベア。

細切れ肉、骨や内臓などはドックフードに回されます。挽肉にも使われています。

入り口から入った牛は真空パックされた肉片、パテとなってミートボックスとして出てくるのです。

糞尿や泥、血や内臓で衛生管理など不完全な工場からハンバーガーパテとして輸出されているのです。

イギリスやドイツ、フランス、スイスは米国産の肉の輸入を禁止しています。

アメリカ産肉は、畜舎に閉じ込められた牛でトウモロコシ（遺伝子組換え）を餌とし、病気にかからないよう抗生物質を食べ、早く出荷するために成長ホルモン注射されている牛です。

動物性食品のファストフードの食事は病人を生産していると言っても過言ではありません。動物性食品がコレステロールを増やし、高血圧・高血糖を起こし、生命の単位である60兆もの細胞を酸化し、糖化し、老化させるのです。細胞の老化は身体の老化、あなたを年齢より老けさせてしまうのです。

8章

医師とアメリカ社会変革中

この章から、では私たち、未来はどうあるべきなのかを、世界中がプラントベース・ホールフィード、ベジタリアンにシフトしている現状やその理由について述べていきます。8章・9章・10章は提案です。

医聖ヒポクラテスの教え

数千種類の化学物資がまったくなくて自然の中で生活していた2500年前のヒポクラテス医学について、最初に振り返って、それから最近アメリカで起きているお医者さんの活動を紹介します。

ヒポクラテスの名言

2500年前、ヒポクラテス（紀元前460年頃）は医師でした。多くの弟子たちと共に、人々の病気を治療していました。ヒポクラテスは医聖と言われています。一部の医学部の学生さんは『ヒポクラテスの誓い』を最初に読むのだそうです。日本では翻訳出版されていません。

30万人ほどいらっしゃるという日本のお医者さん、この本をご存知でしょうか、読んだことがあるでしょうか、聞いてみたいものです。

ヒポクラテスはつぎのような名言を述べています。

現在の西洋医学にとって非常に「危険な言葉」です。

「食事で病気が治る」なんてそんなバカなこと誰が信じるでしょうか。いまはテクノロジー、科学、化学の時代です。時代錯誤も甚だしいと病院から追い出されてしまいます。

自分の将来を獲得すべく一所懸命努力してきたことが否定され、学んだ知識が否定されるからです。医者の立場がなくなってしまいます。


ヒポクラテスの名言です。

病気とは、自らの治癒力で治すもの
人は、生まれながら、１００人の名医を持っている
医師の勤めは自然の手助けをすることである
人は、自然から遠ざかるほどに、病気に近づく
食べ物で治せない病気は、医者もこれを治せない
満腹が原因の病気は、空腹によって治る

病気は、食事と運動により治療できる
食物を薬とせよ
食物で患者を治せるなら、薬は薬剤師の壺にしまっておきなさい
人間がありのままの自然体で自然の中で生活すれば、120歳まで生きられる

一言、一言、何を言っているのかじっくりと考えてみてください。

病気は自分自身で治せます。自分の中に偉大な医者がおり、それは自分が持っている治癒力（神が与えてくれた免疫力）ですと述べているのです。

ヒポクラテスは、健康とは「体液の完全なる調和の状態」であり、「疾病とはその平衡の破れたるとき」であり、「したがって症状とは、復旧力すなわち自然治癒力の作用しつつある過程」であると述べているのです。

お子さんが、熱が出たら驚いてお医者に駆け込んだり熱冷ましの薬を飲ませたりする必要はまったくないのです。

お布団に寝かせて自分の体が治すように放置しておけばよいのです。余計なことはせず

放置しておけば自分の体がもっている医者が治してくれると述べているのです。

ヒポクラテスはつぎのようにも言っています。

害することなかれ
余計なことはするな
自然が治療する
医とは自然の治療を模倣する術なり

と述べています。

ヒポクラテス学派は「自然は疾病の治癒者なり」「医は自然の奴隷なり」「自然良能」と書いていて、自然の法則がなによりも優先することを語っているのです。

ヒポクラテスと弟子たちの診断方法は「顔の診断」です。

顔からすべての病気の症状を事細かく観察することをつぎのように記していました。

急性疾患の場合においては、つぎのごとく監視しなければならぬ。第一に患者の顔色を観察して、それがごく健康な人の顔に似ているかどうか。何はさておき彼自身と相似ているかどうかをしらべてみてみなければならぬ。ことに鼻汁がたれ、眼球が落ち込み、こめかみが凹み、耳が冷たく縮み、耳の小葉が頭から離れ、顔の皮膚がこわばり、引きつって乾き、容貌が緑色になってきているか、もしくは蒼ざめているときにはなおさらのことである。『西勝造著作集』より

前述した『ヒポクラテスの誓い』も知っておきましょう。つぎのような内容です。ヒポクラテスのお弟子さんたちは患者さんを治療するにあたり「ヒポクラテスの誓い」を読むことになっていたようです。

養生治療を施すにあたっては、能力と判断の及ぶ限り患者の利益になることを考え、危害を加えたり、不正を行う目的で治療することはいたしません。また、どの家に入っていくにせよ、すべての患者の利益になることを考え、どんな意図的不正も害悪も加

えません。そしてこの誓いを守り続ける限り、私は人生と医術を享受できますが、万一、この誓いを破るとき、私はその反対の運命を被るでしょう

まず、第一が患者さんの尊重です。自分は患者さんの奴隷です。一所懸命治療に誠意をもって専念することを誓うのです。

貝原益軒

これに似たお話が日本にもあります。福岡県、黒田藩の5男として生まれた貝原益軒（1630〜1714）さんです。益軒さんは、幼少の頃から衰弱でしたが84歳まで生きました。数多くの著書の中でも有名なのが『養生訓』です。つぎのように書いています。

医は忍術なり、仁愛の心を本とし、人を救ふを以て志とすべく、我が身の利養を専らに志すべからず

誠意あるアメリカの代表的な医師

予防医学研究所の創立者ディーン・オーニッシュ医学博士

ディーン・オーニッシュ医学博士は、

あなた自身の生活習慣は、医者がしてくれるどんなことよりも、あなたの健康や幸せにとって、大きな影響を与える

と名言を残しています。

自分自身が選択し、実施している食習慣はあなた自身の病気に関係していることを述べているのです。自然に反した間違った食生活をしていると病気になります。

日本のどんな病院に行ってもお医者さんがしてくれることは病気の改善に役立ちません。むしろ副作用が生じ、さらにあなたの病気は酷くなり、決して完治することはないのです。

ディーン・オーニッシュは臨床教授であり、予防医学研究所の創設者です。博士は、病気は間違った食習慣にあるとして、特に食生活や生活習慣の変化をともなう心臓病との闘いに挑んだ超一流の専門家です。

博士は、あなたがより長く生きること、そしてもっと楽しい人生を送ることを望んでいます。

博士は、健康に対するバランスのとれた、総合的なアプローチを推進し、それが機能することを証明している医療界における有力な発言者の貴重な一人なのです。

博士が設立した予防医学研究所（非営利団体）での研究は臨床的に心血管疾患、そして最近では前立腺ガンが治療され、そして食事と運動によって逆転することさえできることを証明しています。

オーニッシュ博士は現在、アメリカの肥満の世界的流行が、世界中に広がるのを阻止するのを助けるために食品会社と協力し活動しています。

摂取すべき正しい食事とは、炭水化物と脂肪を控え、全粒粉や野菜を中心とした食習慣に改善することで、病気を予防できることを数多くの患者さんを完治させることで証明しているのです。薬による治療は否定しています。ファスティング（断食）と植物性食品だけを摂取する食事療法で治療しています。

マイケル・グレガー医師　医師から運動家へ

ぜひ読んでほしいマイケルさんの著書『食事のせいで死なないために』（NHK出版）How Not Die は素晴らしい本です。

博士が取り組んだことは、この著書の「はしがき」で明確に述べています。ところどころ略しながら、そのまま記載させていただきました。

医師たちに見放された祖母が、ただ死を待つために車椅子で家に帰された時、私はまだほんの子供だった。祖母は末期の心臓病で、何度もバイパス手術をしたが、医師たちにはそれ以上、打つ手がなかった。

心臓切開手術をするたびに瘢痕《はんこん》ができて、つぎの手術はさらに難しくなり、ついに手の施しようがなくなった。もはや自力では歩けなくなり、車椅子の生活を余儀なくされ、刺すような胸の痛みに苦しんでいた祖母に向かって、医師たちはもうこれ以上できることはなにもないと告げた。65歳にして、祖母の人生は幕を閉じようとしていた。

自宅で最期を迎えるために退院させられて間もなく、祖母はテレビのドキュメンタリー番組「60ミニッツ」で、生活習慣病治療の先駆者、ニイサン・プリティキンの特集を見た。末期の心臓病を回復させたことで有名になった人物だ。

そのプリティキンがカリフォルニアに新しい治療センターを開設したことを知った祖母は、藁にもすがる思いで大陸横断の旅を決行し、センターの最初の患者の一人になった。

治療は入院制で、すべての患者は菜食を摂り、やがて段階的な運動療法を開始した。車椅子で入院した祖母が、自分の足で歩けるようになって退院してきたのだ。

祖母は65歳で死を宣言された。しかし、健康的な食事と生活習慣を実践するようになったことで、それから31年、6人の孫に恵まれて楽しい人生を送ることができた。かつて医師に余命数週間と宣言された女性が、96歳まで長生きしたのだ。

こうして私は重大な問題に気づいた。科学以外の力が、医療に大きな影響を及ぼしているという深刻な事実に、はっきりと気づいたのだ。アメリカの診療報酬制度は、医師が処方した薬剤や実施した医療行為に基づき、質ではなく量に応じて報酬が支払われる。医師が患者に対し、健康的な食生活のもたらす効果を説明・指導しても、診療報酬は支払われない。しかし、治療の成果に応じた報酬制度だったら、病気の原因となる生活習慣そのものに対する指導にも報酬が支払われるはずだ。現行の診療報酬制度が変わらない限り、医療や医学教育に大きな変化は期待できないと私は考えている。

数ある医学部のうち、「栄養学」を独立した科目として教えている大学は、4分の1程度に過ぎない。最初の面接試験をコーネル大学医学部で受けた時、面接官が「人間の健康にとって栄養学など取るに足りないものだ」と断言したのを、私はいまでもはっきりと覚えている。

ありがたいことに、19校の医学部に合格した私は、タフツ大学を選んだ。栄養学の教育に力を入れていたからだ。それでも、栄養学の授業は合計21時間で、カリキュラム全体の1%にも及ばなかった。

医学部でも、「栄養学」の授業は21時間しかないとはいえ、慢性疾患の治療に食事療法を用いる方法や、ましてやそれで慢性疾患が治るなど、まったく教わらなかった。私が食事療法の効果を認識したのは、たまたま身近で祖母の経験を目の当たりにしたからだ。。

というわけで、研修医時代、私の頭には一つの疑問がこびりついて離れなかった。国民の最大の死因に対する効果的な治療法が、世間にまったく広まっていないことを考えれば、医学文献の山の中には、ほかにもどれだけの情報が埋もれているのだろう？私は人生をかけて、それを突き止めることにした。

ボストンで過ごした数年間は、ハーバード大学医学図書館に入りびたり、地下でほこりをかぶった山を片っ端から読み漁った。やがて医師として働き始めたが、毎日、診療所でどれだけたくさんの患者を診察しても、そして患者の家族全員の生活を一変させたとしても、それでは焼け石に水に過ぎないことはわかっていた。そこで、私は講演活動を開始した。

世界中を駆け巡り1万回以上の講演会を実施、すべて無料の講演会を実施されています。マイケル・グレガー医師の著書は、栄養学という「命を救う科学」によって、一人でも多くの方々が助かってほしい、という願いから書かれたものです。

マグドゥーガル博士

マグドゥーガル博士は、1972年医学博士を取得しています。ハワイ大学で内科医の病院実習をしました。ハワイ在住期間、砂糖農園で働く日本・フィリピン・韓国など移民5000人を預かる主任医師でした。

博士は、なぜ移民が2世、3世(孫以降)と続くと米国人のように肥満になり、糖尿病になる人が多くなるのかと疑問をもち、その原因は世代が進み、移民の子どもたちは、米国人と同じ、肉や牛乳などの欧米スタイルの食事に原因があるのではないかと研究をはじめました。

そして、欧米食はガンや心臓疾患、糖尿病の原因であり、この病気にならないためには植物性食品中心の食事スタイルにする必要があるとして、以後、患者さんに動物性食品の食事をやめて、植物性食品中心の食事をするよう指導するようになりました。

ある一人の女性を乳ガンから救った『フォークス・オーバー・ナイブズ』ドキュメンタ

リーに登場する物語があります(後述)。47歳まで元気だったルースさんが、乳ガンと診断され、乳ガン摘出手術を受けます。しかし、医師が進める放射線治療は断りました。そして、食事療法を伝導しているマグドゥーガル博士を探し、訪れたのです。

マグドゥーガル博士は、ルースさんに食事を完全に菜食主義に変えるように指導します。そしてそれに関する資料や食事レシピなどプレゼントします。ルースさんはトライアスロンやマラソン選手として活躍していたスポーツウーマンです。徹底的にプラントベースでホールフードの食事に変えてスポーツウーマンとして復帰します。現在でも、年代別トライアスロンに出場し、優勝しています。

博士は、学生時代の一つのエピソードを持っています。つぎのような話です。

マグドゥーガル博士は、学生の頃から、医学に対し不信感を持っていた。博士が卒業の日に告げられた言葉だ。医長に呼ばれ、「君は研修医として職務から離れたことをしている。食物が病気と関係している、といった馬鹿げた考えはすべて捨てて、本気で医学に取り組むべきだ。」「そうした考えを捨てない限り、君の仕事やその先のキャリアは保証されない。」「ジョン、私は、君は素晴らしい医師だと思っている。そのことをわかってほしい。だから君に伝えておきたいのだが、君は食物に関する馬鹿げた考えのために、自ら職を失おうとしているのでは」と。

マグドゥーガル博士は、「そうかも知れません。それなら私は失職して餓死するつもりです。私は役に立たない薬や手術で人々を治療するようなことはできません。先生のほうが間違っていると思います。私は、栄養療法が値打ちがない、くだらないものだ、とは思っていません」と答えた。

コリン・キャンベル博士『チャイナ・スタディー』より

世界有数の栄養学博士　コリン・キャンベル博士

コリン・キャンベル博士は、病気の原因を求めようと45年以上の人生をかけ、研究に取り組み、科学的に病気の根源を解明し、その諸種の研究レポートを書籍として著しています。その著書の一つが世界中で翻訳されている『チャイナ・スタディー』です。

博士は、現在も活躍、世界中に自ら証明した研究を伝導するため講演活動を実施しています。自ら研究し証明した「病気を予防し回復する方法」を世界に広めるための講演活動をしているのです。

　コリン・キャンベル博士は、インドの研究論文で、ガンは「ＯＮ」にもできるし「ＯＦＦ」にもできることをネズミで実験した研究論文を読んで、自らその実験を行い、それが事実であることを確認しようと研究をはじめました。そしてこの研究論文が正しいことを自ら確認したのです。動物性蛋白質の摂取がカロリーの20％を超えると「ＯＮ」、５％以下だと「ＯＦＦ」になるという事実です。

「ネズミではそうであっても人間の臨床実験ではないので信じることはできない」と批判されましたが、幸運にもチャンスが到来しました。

『チャイナ・スタディー』で述べられているチャイナ・プロジェクトのリーダーとしての研究です。著書からピックアップしました。


　新たな研究チャンスの訪れ、１９８０年、研究室にとても感じのいい科学者、チェン・ジュンシ博士を向かえるという幸運に恵まれた。この非凡な学者とともに「大きな真実」を探求していくチャンスを手にしたのである。「栄養の役割」「ライフスタイル」「病気」に関して、医学史上かつてないほどの総括的な方法で研究する時が来たのだ。我々は「チャイナ・プロジェクト」と名づけられた大プロジェクトに一歩踏み出そうとしていたのである。中国から優秀な研究主幹、チェン・ジュンシ博士はコーネル大学の私の研究室に来てくれて、幸運にも私はこのような「特別な瞬間」にめぐりあうことができた。博士は中国を代表する健康研究所「栄養・食品衛生研究所」の副所長であり、米中間の国交樹立直後にアメリカを訪れたごく少数の中国人学者の一人だった。

「食生活と病気」を結ぶ、相関関係と因果関係を捉える調査になりました。中国の65郡、130ヶ村に住む6500人を調査し、「異なった食習慣」「ライフスタイル」「病気のパターン」になにか特徴があるかどうか観察したのです。そして、チャイナ・プロジェクトは統計的にも意義のある8000あまりの相関関係を集め、価値が極めて大きいプロジェクトになりました。このプロジェクトの調査から植物性食品中心の食生活をしている地域はガンや糖尿病などになる人が少ないことが証明されることになりました。

研究からつぎのようなことが見えてきました。

なぜ、ガンは中国の一部の農村地域に多く、他の地域は少ないのか
なぜ、この相違はこんなに大きいのか
なぜ、中国では相対的に、ガンはアメリカより一般的でないのか

といったことが、その原因を突き止める作業が数年にわたり行われ、膨大な資料の数値が、病気の原因は「食習慣」「食のライフタイル」にあるということを証明することになったのです。

世界を変えるきっかけになった『Forks over Knives』

『フォークス・オーバー・ナイブズ』は、「正しい食事は手術に勝る」「手術（ナイフ）より食事（フォーク）で病気を治す」という意味のタイトルです。2011年、カナダと北米で公開されたドキュメンタリー映画です。

肉食の欧米文化はなにを社会に、国民にもたらしたのでしょうか。

アメリカは、子どもたちに給食で牛乳を与えるなど「肉はタンパク」「牛乳はカルシウム」という食生活を脳に叩き込みました。そしてアメリカ人の体重は、平均10キロオーバーになり、肥満が社会問題となり、国家の大問題となっています。肥満から糖尿病患者など生活習慣病が増大してきたのです。

「豊かさこそ幸福」と豊かさを求めて肥満になっていったのです。その結果、国の医療費負担が急速に増大。国の医療費負担は、軍事費の5倍、2・2兆ドル（242兆円）の医療費という異状に大きな負担になりました。


——それではここからドキュメンタリー映画を紹介していきましょう——

元オバマ大統領夫人が登場

「アメリカのいちばんの死因は心臓病。心臓病で、年間71万人が死んでいます。国が負担する医療費がたいへんな額になっています」と述べます。

１９４０年代から今日までのアメリカの食事と病気の関係を辿るドキュメンタリーです。

心臓外科医　コールドウェル・エセルスティン医学博士

博士は、米国で有名な心臓外科病院クリーブランド・クリニックで勤務した心臓外科医でした。エセルスティン博士は、１９９６年と１９９７年の米国医師の最高名医としての賞に輝いています。

エセルスティン博士が、食事が病気の原因だと気づいたのは、心臓外科医として、「自分は心臓を治療してやっているのではなく、単に処置しているに過ぎない」と感じて研究を始めたことだったそうです。

その研究から心疾患の原因は食事にあると認識します。そして青春を捧げて勉強した医師としての心臓手術治療を完全に捨ててしまいます。

心疾患、冠状動脈の手術を数回受けたエブリンとアンソニーさん。

エブリンさんは余命1年と診断され、もう手術は不可能と言われました。エセルスティン医師を訪問します。「食事を菜食主義にすれば治せる」と言われ、「藁にも縋る」思いだったのでしょう、食生活を変えることに挑戦します。余命1年。死んでもともとと思ったそうです。そうなのです。病気して初めて信じる気になるのです。

エセルスティン博士は有名な心臓外科医でしたが、手術では一時的に解決しても平均5年後、再び心臓疾患で運び込まれてくると悟りました。「心臓病は食事で治せる」と主張したため、病院から追い出されます。医療関係業界からは冷たい目で見られるようになります。華やかな名誉の世界から無報酬の悲劇の世界へ転落です。

しかし、誠実なエセルスティン博士は、どうしても証明したかったそうです。そこで、心臓疾患で悩んでいる人達を集めて実験することを思い立ったのです。患者を集めるのが一苦労でした。食事で自分の心臓病が治るなど信じる人がいなかったからです。それでも、余命1年の患者5人を含む24人を集めました。6人が脱落、18人が食事療法に参加、植物食品だけの食事を続けました。5年間の実験で、食事だけの治療で18人中11名が完全に回復しました。余命1年と言われたエブリンさんは心臓病を完全克服、84歳まで生きました。凄すぎる食事の効果です。

糖尿病患者さんと医者の食事療法で健康回復

糖尿病患者のジョーイ・オーコインさんは、糖尿病で多量の薬を飲み続け、糖尿、高血圧などを患い、薬で治療を続けていました。インスリン注射を毎日朝晩。52歳のとき、ニューヨーク旅行中、冷や汗をかいて眠りから覚めたそうです。血糖値は450というとんでもない数値。疲労感、消化不良、睡眠障害。

ジョーイさん、飲んでいる薬を全部持ってクリニックを訪問します。マック・レダーマン医師が登場。マック医師の診断を受けます。血圧や血糖値、コレステロール値、心臓に関する数値など測定していきます。

検査の数値結果から、診断にあたったマック医師は患者が持参したすべての薬をゴミ箱に捨てます。マック医者は、一緒に患者ジョーイ夫妻とスーパーマーケットに買い物に行き、買うべき商品の指導、商品ラベルの情報の説明。買い物から帰るとジョーイさんの自宅でマック医師自らが料理法まで指導しています。

信じられない風景です。お医者さんがスーパーマーケットに患者さんと一緒に行き、買ってはならない商品を指導したり、料理法まで教えています。

13週間が過ぎると、ジョーイさんは見るからにスリムになり、健康になりました。胴回りが細くなりベルトが役立たず、ベルトを買いに行きます。体重は減少しました。薬を飲まずに健康を回復したのです。奥さんや息子さんと喜んでいる映像が映ります。もう元の食事には戻りたくはないと言っています。当然です。

糖尿病2人目の患者さんが登場

体重100キロを超える糖尿病に悩む患者サンデラ・ネイションさんです。

糖尿病、肥満、あらゆる体の不定愁訴。完全な病人。明日の命も危ぶまれる体。医者から薬をもらうため医者通い。薬を飲んでもどうにもならない苦しむ日々。どうにもならずに悩んでいたとき、食事で治療する医師エセルスティン博士の話を耳にします。

早速、医師を訪ねます。エセルスティン医師は5時間話しました。そして「食生活改善で治療する」手法に挑戦するよう説得したのです。

それまでは、薬を飲みながら、スクランブルエッグ、ベーコン、ソーセージ、フレンチ・

トースト、ファストフード、ハンバーガーの食事が毎日でした。

エセルスティン博士とアン夫人のすすめで、食事を変更することを決意し、実践に入ります。食事で治療できるのだと信じて、それに向かってぶれることなく実践します。

サンデラさんは、20週間で20キロ減量でき、糖尿病は完治しました。回復して、務めていた職場に復帰します。苦しんでいた糖尿病から解放されたのです。正常な血糖値になり膵臓が働いている証拠だと医師に言われます。薬をやめて食事で回復できたのです。

マック・ダンジク　元ライト級チャンピオンのボクサーが登場

ボクシングの練習映像。筋肉もりもりの肉体。マックさんはアレルギーがあり、18歳からベジタリアン、菜食主義者になったそうです。ベジタリアンでも強靭な肉体と運動能力をもっているマックさん。自分で買い物をし、自分で料理。自分の息子にベジの食事を与えている映像が映ります。ベジタリアンでもすごい体を得ることができるという映像です。

酪農評議会顧問　女性科学者が発言します

子どもたちは牛乳をたくさん飲むように。

「一日250ミリリットルを飲みましょう。牛乳は骨を作ります。年配女性は牛乳で骨を作るべきです。業界や骨粗鬆症団体が示していることに従いましょう」と女性科学者が話しています。

このように発言する女性はワシントン大学の栄養学部長であり、酪農評議会の顧問です。酪農業界を応援する演説です。間違った情報を平気で話しているのです。

女性たちへのインタビュー映像が流れます。

皆、骨は「カルシウム」「カルシウム」「カルシウム」と答えています。骨粗鬆症を防ぐのは決して牛乳ではないのですが。酪農業界が言っていることを信じているのです。真実は、酪農業界が言っていることの真逆です。

ルースさん登場

菜食主義で、2019年現在も元気にジョギングを欠かさないルース・ハイドリックさんが登場します。トライアスロン選手、スポーツウーマンです。

1982年、47歳まで元気でした。だが、この年、乳ガンと診断されます。手術を受け、ガンを摘出しました。

主治医から、放射線治療を受けるよう指示されます。ルースさんは放射線治療を断ります。この勇気がルースさんの復帰になるのです。放射線治療をしていたら、ガンは転移し生涯悩み、現在まで生き延びることはできなかったでしょう。食事治療医師マグドゥーガル博士を訪ねます。

マグドゥーガル博士が登場し、ルースさんに食事と完全に菜食主義に変えるように指導します。47歳の若々しいルースさんの映像、後半は80歳になったルイスさんがジョギングしている映像が長々と流れます。じつに美しい映像です。

「ガンなんだから安静にと友達からも医師からも言われたわ」。

そのたびに「トライアスロンをやるのはほかになかなかいないでしょ」と答えていたそ

うです。

ルースさんはトライアスロン大会で70歳以上年齢別の1位に輝いています。

消防士リップさん登場

場面はテキサス州オースティンに変わります。心臓外科医コールドウェル・エセルスティン博士の長男リップ・エセルスティンさんが登場します。

彼が所属するのはテキサス州の消防署。トライアスロンのスポーツ選手から消防士へ。リップさんは、日頃からベジタリアン食です。

仲間がどうも不健康に見える、仲間は負けず嫌いでよく賭けをしていたので、仲間たちと「誰が、コレステロール値が最適か」賭けをすることを提案します。

全員、コレステロール値の診断を受け、コレステロール値を発表することになりました。仲間の一人が危険信号の432。危険な数値です。

彼のコレステロール値を下げようと、リップさんが植物中心の食事を提案し、指導。みんなで料理し、みんなで食べました。その結果、全員が基準値以内に。危険信号だった仲間のコレステロール値は１４８ポイントまで下がりました。

消防士の一年間の事故死は１３３人だそうです。事故死の原因は、消火作業での事故ではなく、死亡の58パーセントが心臓発作（アテローム性動脈硬化）だそうです。消防士は30～40キロの荷物を担いで超高層ビルに登る必要があります。

「テキサスは肉がスポーツだ」「男らしさの象徴は肉」のテキサス。リップさん「本物の男は野菜を食べる」と腕だけでポールを力強く登る映像が映ります。現在、消防士を止め、食事療法の講演活動をしています。

場面はいまの中国

経済が発展し、裕福になり、ファストフード店が乱立。中国のいまは裕福そうな欧米食に向かっています。誰もが「タンパク質は肉でしょう」と答えている映像が映ります。昔は植物性食材が中心だった中国が、いま、欧米化にまっしぐらです。マグドナルドなどの飲食店が進出。加工食品が大流行、欧米食の流行で、病気が劇的に増加しています。皆、牛乳を飲むのは健康に良いと教育されています。

1時間36分のドキュメンタリー。

紀元前から豊かな生活にたどり着き、その食生活から糖尿病やガンなど生活習慣病に悩まされ、医療や薬品が進歩し、医療費の国の負担が急速に上昇していること、さらにいまの豊かさが地球環境の汚染につながっていることなど、健康と病気に関する歴史をたどるドキュメンタリーです。大きな刺激を受けました。感動です。

世界はプラントベースにシフト

2011年頃からアメリカは急速に食事療法にシフトしていきます。ドキュメンタリー上映やコリン・キャンベル博士らの活動が伝わったからでしょう。

ミッドランド記念病院

驚きは、牧場が多く、肉ならテキサスのテキサスです。圧倒的な共産党員、古き良き時代を信奉し聖書を読み、保守的な人々が多いテキサス。銃規制は絶対反対、女性の中絶手術も反対だとする州です。そのテキサス州で、コミュニティ病院が食事のメニューを指導、プラントベースで治療という理念を掲げ、実施しています。病院の敷地内は家庭菜園として地域住民に解放しています。

病院食は菜食主義、ベジタリアン食です。サラダやフルーツのバイキングでの食事を患者さんは摂ることができます。

1950年、テキサス州ミッドランド郡で唯一の非営利病院であるミッドランド記念病院は「ミッドランド郡すべての住民に質の高い医療を提供します」という一つの使命をもって、有名なコミュニティ・リーダーによって設立されました。病院を建設するための資金は、個人・企業・財団から、非営利のコミュニティ病院として寄付され、患者さんの支払い料金にかかわらず、西テキサスのコミュニティに医療を提供しています。

2012年には、新しい9階建ての施設をオープンしました。新しいタワーには、双方向テレビシステムや各部屋の電動式患者リフトなど、入院患者のための新しいアメニティも多数備わっています。

心臓研究所、女性と子供のヘルスケアサービスなど、さまざまなリハビリプログラムなど革新的なプログラムも提供しています。

地域社会の健康は、病院の壁をはるかに超えて拡大しています。私たちは私たちのコミュニティをテキサスでもっとも健康的になるように導くことを約束しています。モットーはつぎのように記しています。

○　私たちの使命

ミッドランドのための一流のヘルスケア

○　私たちのビジョン

ミッドランドはテキサス州で最も健康的なコミュニティになります

○　私たちのコアバリュー

私たちは真実を語り、約束を守ります

私たちは革新を起こし、変化を受け入れます
私たちは私たちの資源を慎重に管理します
私たちは文句を言わずに問題を克服します
私たちはチームワークとパートナーシップを通して期待以上のものを提供します
○　思いやりの心
私たちは西テキサスのすべての人々に優しさと敬意を持って接します
私たちは患者さんと訪問者のこころと魂を大切にします
私たちはまず人間を見て、つぎに病状を見ます
私たちは多様性を尊重し、一人ひとりの尊厳を高めます

コミュニティの健康状態を改善するため、最善を尽くし、継続的に学習し、癒やしのプロセスをサポートする環境を準備。自分自身と他人を大切にし、仕事に喜びを見出し、患者さんと一緒に楽しんでいると述べています。ミッドランド記念病院は、そのような病院です。

わが国厚生労働省には２４０人余の医者がいるとのことですが、この病院を視察に行く

べきでしょう。

カリフォルニア州　ベジタリアン食を法律化

カリフォルニア州の州知事ジェリー・ブラウンさんがカリフォルニア州の病院でプラントベースの食事を選択できるようにという法律を宣言しました。

カリフォルニアの公的施設、公立の病院の入院患者、刑務所受刑者にヴィーガン食を提供することを求める法律に署名したのです。２０１８年9月18日です。

法律規定は、食事は肉、鶏肉、魚、乳製品、卵を除外しなくてはならないとしています。この法律は、精神科医院、総合病院からナーシングセンター、州の刑務所、あらゆる種類の認可された医療施設が対象になっています。

この法律化は、二つの非営利団体によって提案されました。

一つは、責任ある医療を推進する医師会（PCRM Physicians Committee for Responsible Medicine）によって。ＰＣＲＭはワシントンに本部を置く、医師およそ1万２０００人、および各界で活躍する知識人およそ15万人で構成されている非営利団体です。予防医学を推進、臨床研究を行い、倫理的で効果的な高い基準を設けることをモットーに掲げています。「動物に対する残虐行為の防止」の活動もしています。主な活動は、医療従事者や一般市民に栄養と思いやりの選択についての教育が含まれています。また、食生活の基本を野菜や果物、豆類、木の実を中心とした食事を推奨し、動物性タンパク質は否定しています。

提案したもう一つの団体は、動物を保護する法律を提唱、立法化を運動している団体です。

ミートフリーマンデー（Meat Free Monday）

米国政府、首都ワシントンが宣言したミートフリーマンデー。月曜は肉を食べないとする宣言です。２０１７年7月以来、この運動を行っているようです。

「週に一度、あなたが地球のためにできること」

世界中に広がっているミートフリーマンデー。「月曜日はお肉をやめよう」というミートフリーマンデーによって、学校給食や学食、社食を始め、レストランやショップなどでも週に一回菜食の日を取り入れる運動が世界38カ国で行われています。

この運動は、30年以上肉を食べていないビートルズのポール・マッカトニーが推進している運動でもあります。

日本では、内閣府・内閣官房の職員食堂が、２０１５年3月17日㈮からベジランチを試験的に導入したそうです。主にヴィーガン食です。

当面、試験期間として、毎週金曜日のみとし、ミートフリーマンデーキャンペーンを積極的に推進しているポール・マッカトニーさんへの敬意と日本来日公演への祝意という意味合いも込めて始めたとのことでした。

バーナードメディカルセンター　予防医学の本山

バーナードメディカルセンターは予防医学の本山です。予防とは病気にならないように、病気になる根本原因を突き止め、その原因を排除し、自らの健康を維持すること、病気にならない体を作り上げることです。

バーナードメディカルセンターは、１９８５年に設立された非営利団体です。

先に述べた責任ある医療を推進する医師会（ＰＣＰＭ）の医師たちの委員会によって設立されました。

予防医学、とくに優れた栄養を促進し、臨床研究を進め、医療と予防と栄養の最新の進歩を目指しています。

健康診断を受けたい軽度の医学的問題を抱えている、あるいはもっと深刻な問題を抱えている方々の予防や治療にあたってくれます。糖尿病、心臓病、高血圧、または他の生活習慣病を、食事メニューによる指導を中心にして、解決してくれるのです。

ＰＣＰＭの理事会認定のお医者さん、看護師、登録栄養士のチームは最先端の医療を提供してくれます。あたなの健康に革命をもたらしてくれるのです。

責任ある医療を推進する医師会の代表ニール・バーナード博士らの活動は、アメリカ医師会（ＡＭＡ）が「疑似医師グループ」と叫んでいます。アメリカ医師会の上級副社長は「彼らは医師でもなく、責任を負いません」と批判しているのです。真実はどこの国でも金まみれの世界（資本主義）から批判され、睨まれてしまうのです。

プラントリシャンの医師たち

プラントリシャンとはプラント Plant（植物）、ニュートリション Nutrition（栄養）、フィジシャン Physician（医師）を結びつけた造語です。

プラントベースでホールフードの食事で病気を予防し、病気を治療することに賛同する医師や看護師、栄養士などの集まりです。

２０１３年から毎年、国際プラントベース栄養学ヘルスケア・カンファレンス(International Plant-Based Nutrition Health Care Conference)を開催しています。

２０１３年は２００名ほどの参加者でしたが、年々、倍々に参加者が増え、２０１７年は９００名、２０１８年は１２００名だったそうです。


つぎは、２０１７年参加された鶴見クリニック　鶴見隆史医師の記述です。


アメリカは、代替医療で頑張っている医師や博士が大変増えてきました。そういった代替医療医師達による四日間の凄い講義の授業を受けて帰国しました。

タイトルは、プラントリシャン・プロジェクト。15人位の医師たちによる講師陣。有名なコリン・キャンベル博士(この年83歳)、エセルスティン博士(83歳)も講義なさいました。

生徒参加者は900人と芋の子洗うがごとくの凄い人数(半分が医師とMDで、後は各代替医療家その他)。

朝8時から午後8時までぎっしりのすごく長い講義が4日もあり、非常にハードスケジュールですが、素晴らしい内容でした。

やはり、いかに薬が悪いか！　いかに薬で死ぬか！　いかに良い食事が必要か！　いかに肥満が悪いか！　いかにタバコが悪いか！　いかに砂糖が悪いか！　いかに動物性蛋白質や牛乳、チーズ、ヨーグルトが悪いか！　いかにプラス思考が大切か！　いかにファスティングが重要か！　いかにローフード中心食事が体に良いか！　いかに減塩が必要か！　などを話すドクターだらけだったからわが意を得たと思ったことでした。

ある女医は、もって3ヶ月の乳ガンと言われ、そんなに早く死ぬなら、として西洋医療を諦め、代替医療に飛び込み、ファスティング、ヴィーガン食(徹底的な野菜とフルーツや煮た豆類)をやりましたら、なんと、知らないうちに完治したと言っていました。

みんな医師ですが、そんなことがきっかけになり、自然にプラントフードに目覚め、それを教える立場になり、かような授業の講師になっているのです。いかに動物性蛋白質が悪いか！　乳脂肪食品が悪いか！　砂糖菓子が悪いか！　これを止めずして、絶対に病気は治らない、ということに、アメリカは気づき、学会で行動を始めたのです。

4日間、朝食・昼食・夕食は、葉っぱだらけ（生野菜）と煮た豆とフルーツ（各種たっぷり）とナッツ、アーモンド、ゴマ、芋、その他のいろんなスープのみで、塩分は、せいぜい2〜3グラムと減塩食でした。これには、誠に味気なく、まいりましたが、スリムになり健康になりました。

ミレニアル世代の50%がベジタリアン

ミレニアル世代とは「1000年を意味するミレニアル（millennial）」からです。西暦が2000年に変わる節目に社会に出てきた若い世代です。厳密に定められていませんが、1980から2000年に生まれ、2018年時点で18〜38歳になる世代です。米国のミレニアル世代（23〜38歳）を代表する歌手レディ・ガガさん（33歳）は「あなたはありのままでいい」と語りかけます。ガガさんはすべての人種、どんな性的指向も受け入れて、勇気づけてくれます。自分はバイセクシュアル（同性愛者）であると公言しています。

この年代は米国で総人口の29％、生産年齢人口の44％で大きな市場となっています。消費、労働、社会活動の中心的存在になってきているのです。この世代、10～20代を過ごした時代には、ＩＴバブルの崩壊や世界的な金融危機が発生し、所得格差が拡大した時代の経験者です。１９９０～２０００年代には、スマートフォン、タブレット、などデジタル機器やインターネットの利用が爆発的に拡大し、やり取りされる情報の量や速度が急速に高まってきていて、ミレニアル世代にとって、ネットにいつでもアクセスすることができる状態は当然のことであり、スマホなくして生きがいが感じられない心理になっています。

この世代が住宅を購入する割合は42％。オンライン上でテレビを見る、ＳＮＳをよく使う、音楽や動画をダウンロードする、などは普通です。この世代の48％はベジタリアン食で生活しているとのことです。

両親や祖父母の生活習慣病の原因をネットで調べ、その原因は食生活だったことを突き止めたのが理由のようです。当然、巨大なメディアは大嫌い。信じていません。つまりテレビによる広告は何の意味もなくなったことになります。伝統的な豊かな生活を拒絶する世代です。

コンシャスな小売業は健康志向にシフト中

コンシャスとは、知覚（正気・意識）のあるとか自覚・気付きなどの意味です。

アメリカの小売業界は、２０１０年ごろから、少し違った様相を見せ始めています。

その筆頭は、ホールフード・マーケットでしょう、

ホールフード・マーケットは、１９７８年、当時学生で25歳だったジョン・マッキーさんが恋人と家族からお金を借りて小さな自然食品店をはじめたことから始まりました。恋人と二人で、体に良い食べ物だけを販売していたのです。

その3年後の１９８０年、友人など19名のメンバーで会社を起こしました。ここから急成長が始まります。わずか40年余りで５００店ほどの有機栽培商品を中心にした品揃えで人気を博し、２０１８年にはネット通販のアマゾンに1兆６０００億円で売却しました。社長のジョン・マッキーさんは、現在も社長さんです。

１９７６年から指摘された肥満や病気の原因は食べ物にあるとするお医者さんの指摘や

フォード大統領が命令して作成されたマグバガン・レポートが消費者に、食べ物を選択して食べるという習慣をもたらすきっかけになりました。

さらに消費者を大きく動かしたのは、２０１１年に公開された『フォークス・オーバー・ナイブズ』のドキュメンタリーです。

それらのことから、野菜や果物を中心にする食事をすること、ベジタリアンにシフトする消費者が増えていくことになりました。

当然、小売商業者はこれを見逃すわけにはいきません。自分のお店の品揃えを変えていくことになります。

いま、ホールフード・マーケットのどこのお店を視察しても、大規模なサラダバー、スタッフが対面してジュースやスムージーをつくってくれるジューススタンドが設置されています。野菜やフルーツは、ほとんどが平台陳列で、まるでマルシェ（市場）のような陳列です。オイル（食油）は限定的な陳列で、オイルはナッツで摂取するようにと、ナッツの種類が多く広大なゴンドラスペースに並べられています。

牛乳は危険な飲み物であるとの研究レポートがたくさんでており、牛乳は控えめにし、アーモンドミルクや豆乳をたくさん並べています。消費者の健康を維持し、より元気な体になってほしいとの願いから、健康志向の店作りをしているのです。

ホールフード・マーケットでは、ユニークな取組も数年前から始めています。「従業員健康改善プログラム」という取り組みです。

健康指標である体格指数（BMI）、コレステロール値、血圧、ノースモーキング（禁煙）の4つの数値に合格していれば、自分の買い物に30％の割引特典を貰えるのです。

ホールフード・マーケットと同じような品揃えを行っている人気のスーパーマーケットに「トレーダージョーズ」があります。ナッツの種類が多く、すべて自分で必要量を紙袋に入れてグラムを計ってバーコードを貼り付け、レジで精算します。生鮮食品は取り扱っておりません。

消費者にもっと根付いているのは土曜日や日曜日に行われるファーマーズ・マーケットでの買い物です。

街の公園を開放し、そこに四里四方の農家さんが朝収穫した野菜やフルーツをもち込んでの販売です。

サンフランシスコに友人がいましたが、野菜やフルーツは、ファーマーズ・マーケットで購入しているそうです。ネットでの購入は日用品雑貨、冬は薪などネットで購入していると言っていました。

ファストフードもうかうかしておれません。売上貢献してくれていた固定客に「さよなら」されてしまいかねません。特に消費の中心になってきているミレニアル世代（23～38歳）、それに続くZ世代（9～22歳）の多くがベジタリアン志向に向かっているからです。

バーガーキングは、２０１９年5月から、肉を、えんどう豆を原料にした代替肉に変えました。マクドナルドも代替肉のハンバーガーを販売することを検討しているようです。

ドイツで7月から実験的に販売すると発表しています。

ケンタッキーフライドチキンもこの秋（２０１９年）から導入をはじめました。

また、ほとんどのレストランは、通常メニューとは別に、ヴィーガン食メニューを用意しています。

北欧バルト海に面したリトアニアは国を挙げてベジタリアンを薦めています。

日本はどうでしょうか。アメリカ、ドイツ、イギリス、イタリア、リトアニアなどが推進している食習慣の段階にはきておりません。松田麻美子先生は、日本は30年遅れています、と言われていました。

筆者は大阪在住です。外食は大変です。ベジタリアン食を提供してくれるお店は皆無に近い状況です。

ＮＰＯ法人ベジプロジェクトジャパンが「東京ベジマップ」を発行しており、ベジタリアンのお店は１７３件掲載せれています。全レストランのわずかなパーセントでしょう。自由が丘の「ＴＳレストラン」「プラスヴィーガニック」。六本木や麻布十番、広尾などのクリスプ・サラダ・ワークス（Crisp Salad Works）、「ジュース＆サラダロー（Juice & Salada RAW）東谷」など人気のようです。

「ジュース＆サラダロー」は、均一値段で食べ放題。弁当箱やポット持参して詰め放題できるので大人気の店のようです。

まだまだ日本は、探さないと見つからないという状況です。しかし、いずれ日本でも現在のアメリカやイギリスのような時間がやってくるのは確かです。その時間が問題でしょう。いま、どこまで接近してきているでしょうか。

そのときに備え、学習、知識武装、商品調達の情報入手や接触、商談など、挑戦を始めていくことはムダにはならないと思います。

9章

快楽的に生きるか　禁欲的に生きるか

ギリシャの哲学　エピクロス派とストイズム派

紀元前のギリシャ哲学には二つの哲学的潮流がありました。

一つはストア学派を創立したゼノンです。

もう一つはエピキュリアニズム派を創立したエピクロスです。

そして哲学者たちは、ストア的哲学かエピクロス的哲学のどちらかの哲学に属するようになりました。

ストア学派は、禁欲によって平安を求める立場です。欲を抑えてこころの平安を求める賢人たちです。人間の限りない欲望を抑制して生きる生き方は、このストアという言葉からストイズムという言葉に、あるいは「ストイック」などと言うようになりました。

エピクロス派は、欲望が湧き上がるままに快楽を求めていくことによってこころの平安を得るという立場です。

現代人はどちらかと言うと、欲求のままに、「せっかく生まれてきた人生、楽しまなくちゃ」という思いで豊かな消費生活をしているようです。

エピクロスは、庭付きの建物で学校をはじめたので庭園教師と言われ、奴隷でも女性でも学ぶことができたということで、女性を生徒にしたことで快楽主義と誤解されたとのことです。

でも間違えてはなりません。

快楽を幸福と捉え快楽主義を追求するといっても、暴飲暴食、宴会や派手な遊び、江戸時代に起きた大衆運動「ええじゃないか」と、明日を僥んで、無邪気に過ごすことではないようです。

快楽といっても単に享楽な生活をおくることではなく、あくまで心の平安を目指す立場なのです。こころの平安とは、今日も明日も、体が苦痛を覚えず、魂（精神）も動揺しない状態なのです。

梅棹さんが述べる「食の人類学」

食の文化人類学とは、食物を摂取して、つまり食事をして、それが生命の維持に役立つかどうかという学問です。

この意味から、食の文化人類学は食事を精神の次元で扱います。精神的食べ方、健康主義の食べ方です。食文化とは区別しています。

栄養の問題が食の文化人類学の中心課題になります。

炭水化物、脂肪、タンパク質、無機物（ミネラルとかファイトケミカルなど）、ビタミンの五要素の知識をもって常の食事、「なにを食べるべきか」を考えていくことです。

食べ物を体内で分解し、エネルギーを増出し、必要な物質に再構成して、いわゆる新陳代謝を行って、体がもっている消化と代謝サイクルにとって、正しい食べ方を行っていくことが重要であるとする考え方です。

梅棹さんは、栄養学のことを「神への呪文の体系」であると述べ、「何を食べるべきかは、一種の信仰である」とも述べています。極めて精神的な問題です。

中国での食餌療法、一種の健康法ないし薬学の体系です。西洋では、料理レシピやお医者さんが書いてくれる処方箋の言葉と一緒と言えるでしょう。

このような食べ方はストイズム的であり、精神的現象であり、健康主義の食べ方になります。

ナチュラル・ハイジーンは、この食べ方を追求していく方向論なのです。

快楽的食べ方　ガストロミー

ヨーロッパでは、ガストロノミーという言葉があります。こちらが食文化です。ガストロミーとは料理を文化と考えることで、美食術とか美食学と訳されています。美味しい料理を調理して食べることだけでなく、料理を中心にした食文化として捉えることを意味しています。

ガストロミーを実践する人たちを食通とかグルメと言っています。簡単に言えばガストロミーというのは「食文化の学問」と言えるでしょう。

ただし、食の文化には、栄養学は含みません。

食で病気を予防するとか、健康を維持する食べ物はなにかなど考えるとか、健康主義の食べ方とは違います。どちらかと言えば、美食によってこころの平安を得る、快楽的な食べかたと言っていいでしょう。

美味しいものを食べたいという欲求を求める食べ方、美食を求めてあちらこちらと食べ歩いたり、豪華で美しく火を通して調理した料理を美しくテーブルに並べ、楽しむ食べ方は、快楽的な食べ方です。これは食の人類学の範疇ではありません。

食事学であっても、栄養学とは別で、カロリーとかビタミンとか、タンパク質、カルシウム、鉄分、植物繊維などといったことは考えません。

他方、健康主義の食べ方は、生物学、生命科学、農芸化学の分野になります。ですが、普通、私たちはそんなことを考えて食事をしていません。そこに健康の問題を抱える原因があるのかもしれません。栄養学が欠落しているのです。

健康主義の食べ方か快楽的食べ方か

食習慣は快楽主義と精神的主義の2経路があります。

民俗学者梅棹忠夫さんは「食の文化」ゼミナールでの講演で、食べることは生理現象と精神現象である、「なにを食べるか」を体の健康と結びつけて考える食べ方は精神的態度での食べ方、それは「健康主義」の食べ方であると述べています。

また、梅棹さんは『食の文化―世界の民族』（朝日新聞出版）の中で食べることは哲学的行為である。食べることは生理現象と精神現象とがあるが、食べることは精神現象と言える。昔は、神様と仏様にお供えをし、祈りをして、それから食事を頂いた。食の栄養は、極めて精神的な問題で、栄養学は神への呪文の体系だった。食事を身体の健康と結びつけて捉える精神的態度は、健康主義の食事論と考えたい

と述べ、さらに、

食事論には、もう一つの考え方がある。それは禁欲と快楽。禁欲的精神の態度と快楽的精神態度の二つだ。健康主義の食事は禁欲的精神態度の食事であり、快楽を求める食事は快楽的精神態度である。美食は快楽的食事になる

とも述べています。

以上から「何を食べるか」には二通りの経路があるといえるのです。

「禁欲的」態度で食を考えるか、それとも「快楽的」態度で食を考えるかの経路です。

どちらが正しいかと考えるには、皆さんの考え方によります。

高血圧や超尿病、ガンや認知症に遭遇しないように、体にとって正しい食べ方をしようと考えるなら禁欲的、ストイックな健康主義な食べ方を選択する必要があります。

60代以降から症状が出てくるのは遺伝子の問題であり、人によってそれぞれであり、自分には関係ないと考える方は、美食を楽しむことを選択するでしょう。

その日その日が、幸せを感じることができれば、人生は最高と思う方は快楽的食べ方を選択することでしょう。

「栄養がどうのこうのというのはやめてくれ」「美味しいものが食べたいのだから、それで十分ではないか」「私の好きなものは甘い物だ、スイーツだ」と、快楽的食べ方を選択することでしょう。人それぞれだと思います。今日が楽しければ大満足。

そうではなく50代過ぎて、あるいは60代過ぎて、高血圧にも毒血症(ドロドロの血液)にもならず認知症になる不安もガンになる不安もなく、元気に働いていたいと思う方は、禁欲的な健康主義の食べ方を選択しなければなりません。こちらがナチュラル・ハイジーンの考え方です。

あなたはどちらかの経路を選択しなければなりません。現在の満足か、未来の安心かのどちらかです。

私たちは健康を損ねるような食べ方をしているが、健康を損ねないような食べ方をすることも可能だ

アメリカの医師テリー・メイスンさんの言葉です。

中道はだめですか

仏教を創設したお釈迦さんは、中道を唱えています。

ギリシャの三大哲学者の一人アリストテレスの哲学は「中庸」が中心的思想です。

アリストテレスが述べる中庸とは、なすべきことを知っている人、しかるべき人に、しかるべき程度に、しかるべき目的のために、しかるべき仕方でできる人という状況対応の中庸（ほどほど概念）を述べています。

過剰な運動や食べ過ぎ（過食）や飲み過ぎは健康を損なう原因であり、節制する倫理的美徳をもって行動しなくてはなりません。快楽に正しく対応できる人は「善き人」であり、対処できない人は「悪しき人」だとアリストテレスは述べています。

プラントベースでホールフードが健康にとって最善であるのなら、それをストイックに実践できる人は「善き人」であり、それができない人は「悪しき人」となるのでしょうか。ほどほどでいくか、徹底するかはあなた自身の選択です。

ただ、認知症やアルツハイマー病にはなりたくありません。ガンが発症し、ガンと闘うのも想像したくありません。不安には「さよなら」したいのです。

哲学者サルトルの無謀な食習慣

つい最近まで生きていたフランスの偉大な哲学者サルトルさん（1905～1980）、1966年、「知識人の位置」という演題で、母校慶應義塾大学三田山上で講演されております。日本には4週間滞在されました。取材記者の多さに驚きました。

サルトルさんは、若い頃、二つの世界戦争に参加し、戦後、あらゆる権力に対抗し、世界中で起こったほとんどの革命に参加しました。ルーズベルト大統領や毛沢東、キューバのカストロ首相、革命家のゲバラ、チトー大統領、毛沢東など指導者と面談しています。日々、起きている間中、手帳やノートに書き続けた哲学者です。ちびで太り、早くに老いはじめ、カフェで、ティーを一杯注文して、それを一息に飲み干す朝食でした。

49歳、動脈高血圧症で入院、51歳で回復しますが再び倒れます。

サルトルさんは、自分の体に対して絶対的な暴君でした。いつの間にか忍び込む体に影響を与える暴虐を日毎に強めていきます。

人との付き合い、旅行、豪勢な食事、アルコール、脂肪やタバコや薬品、度を越して摂り続けた人生です。

コリドラン覚醒剤（1971年毒物であると販売禁止）もコーヒーと一緒によく飲んでいました。

サルトルさんは、ノーベル医学賞を得たアルベルト・シュバイツァーさんの妹さんが母親でした。

シュバイツァー家の人間の長寿を引き合いに全員90歳になっても覚者たる老年で、保証付きの長寿の遺伝であると、自分の長寿を信じていたようです。暴力的な食生活をしていながらです。それでもサルトルさんは75歳まで生きました。

壮絶な死であり、フランス市民の大勢に見送られたお葬式でした。

サルトルさんの母親のお兄さん、アルベルト・シュバイツァー医師の名言があります。

どの患者にも体の中に医師がいる。この医師に仕事のチャンスを与えさえすれば、私たちはこの上なく健康を維持できる。

サルトルさんは、母の兄弟には相談しなかったのでしょう。忠告を受けたにしても聞く耳は持たなかったと思います。これも人生なのでしょう。

10章

地方の未来提案　地産地消

スモール・イズ・ビューティフル

はるか43年前、１９７６年、世界に衝撃を与えたＥ・Ｆ・シュマッハーさんは『人間復興の経済』Small is Beautiful（講談社）を出版しました。世界でベストセラーになった著書です。夢中になって読んだ本の一冊です。

将来選択すべき政策をつぎのように述べています。40数年後のいまでもこの思想は実現されていません。非常に残念に思います。

巨大主義とオートメーションの経済学は、19世紀的条件と19世紀的思考の遺物であり、そしてそれは今日の本当の問題を解決するにはまったく無力である。思考のまったく新しい体系が必要とされている。それは、財に対し最優先の関心を示すことではなく、人間に対する関心に基礎を置く体系である。

と、示唆しています。

私たちの生活の向上や豊かさということは、モノに関した尺度ではなく人間と結びつく尺度で判断していかなくてはなりません。人間性をベースにおかなくてはならないというシュマッハーさんの指摘です。

自然と密着した生き方、地域に密着した生活、地域とともに共生する生活、地域の農業を核としたコミュニティの確立、地域住民の健康を促進する食習慣の実践こそ人間性重視の思考です。

「日本の未来は？」の問に対する答えは、自然と共生しながら愛他精神で地域の住民が共生する生活ではないでしょうか。

１９８９年、ヨーロッパに起こったスローフード運動もスモール・イズ・ビューティフルと同じ思想です。「信条を食べよう」というバンパーステッカーがヨーロッパで流行っていたそうです。

異議を唱える取材を受ける

2004年アメリカの経済誌『ウォールストリートジャーナル』に、岩手県の当時の増田知事（元総務大臣）が「がんばらない宣言」をしたことに対しつぎのような記事が掲載されました。岩手日報の記事です。

経済効率重視の価値観から転換を掲げた岩手県の「がんばらない宣言」を一面トップ記事の扱いでとりあげたそうです。記事は、「がんばろう宣言」が過酷な仕事に耐える価値があるのかと自問する日本人の琴線に触れていると、と紹介している。記事は、都会で生活していた市民が岩手に住み着いて農作業を始めた例を挙げ、岩手が日本の「スローライフ」運動のメッカとなったと指摘。仕事と家事の双方をこなさなければいけない女性には特に支持を集めていると報じたそうです。（岩手日報7月1日夕刊の記事）

岩手県のコンサルタント会社を経営されている宮健さんから相談を受け、「がんばらない宣言」は子どもたちに悪い影響を与えているので「がんばろう宣言」をしたいということで、県庁や盛岡市役所の方々100名以上の参加をいただき、共催で講演会を開催しました。2004年6月4日のことでした。

この講演会に、異論を唱え、東京にいた私のところへ、ウォールストリートジャーナルの日本駐在の記者が尋ねてきました。「がんばろう宣言」した理由について取材を受けたのです。

欧米では、スローライフに熱中していた時期でした。スローライフはイタリアから始まった自然な生き方、自然のものを食べる、四里四方の土壌から収穫されたものを食べようとする運動だったのです。

いま食べている食品

私たちが、現在食べている食品はどのような食品なのでしょうか。それは、現代のもっとも発展した工業的食物連鎖の食品です。

生産からスーパーマーケットまで何千何万キロという距離、1週間とか1ヶ月、あるいは数ヶ月という長い時間をかけて手に入れている工業的食品です。

四里四方ではなく、日本の遠方から、チリやブラジル、ニュージーランド、フランス、ノールウェイなど遠方から輸入された食品を主に食べているのです。

人間中心ではなく、効果・効率思想の商業資本主義が産んだ商品です。最も現実的な競争に勝つ戦略、最小限のコストで生産し、大量に販売するとする規模の経済、効率を徹底的に追求する生産方式での商品です。

この工業的生産、熟練した労働力の必要のない「単一性・統一性」を追求する合理主義的な商業資本主義が背景にあります。

畜産も畜産工業化となり、スーパーマーケットなどに並んでいるすべての加工商品はオートメーションで生産される工業化食品です。

それらの工業化食品は、原料の代表格となっているトウモロコシがその代表でしょう。あらゆる食品の材料として使用されています。

そのトウモロコシが、機械化された大規模な農地で、巨大化学企業モンサントの農薬をかぶり、不健康な土壌で早期に生産され、製粉され、さまざまな食品の原料として利用されています。現代のトウモロコシは自然の食品ではなく化学食品なのです。

70年前の土壌に戻そう

　私たちの体に良い野菜や果物など植物は、神様がくれた自然の「質の良い」土で育てられたものでなくてはなりません。質の良い土壌がもっとも健康にとって良い野菜や果物を育ててくれるのです。

　しかし、化学で製造された化学物質で汚染された土壌から生産される食品を食べていると、私たちの体は「毒だらけ」の体になってしまいます。

「毒とは、私たちが生存する上で人体にとって有害な物質、少量であっても人の生命活動に不都合な作用を及ぼしている物質です。長く生きている期間、このような食事を毎日続けていれば、年齢が進むとともに、体は数千種類の毒だらけの体になってしまいます。」と内山洋子さんが『毒だらけ』著書で述べています。

有機栽培の元祖アルバート・ハワードさん

土壌と栄養について取り組んだ一人の男。イギリスからインドに渡り、あるべき自然の土を研究した人です。

1910年代から30年代に生きたアルバート・ハワードさんは、有機農業の創始者であると言われています。

アルバート・ハワードさんは世界の有機農業運動の創始者です。

インドで25年間、農業研究者として務め、まずは中央インドやラージターナ州への農業指導者として、後にインドールの植物産業研究所の所長として働き、そこで東洋の伝統的な堆肥作りを近代科学の基盤で再構築した堆肥作りの手法、インドール方式を築き上げました。

彼は研究所に籠もるのではなく、実際の農地に出かけ、現実の畑で健康な作物を栽培するためにはどうしたらよいかについて研究しています。

「健康にとって優れた農産物を生産するのは健全な土地である」ことを必須条件として、不毛の土壌で生産された生産物を消費せざるを得ない男女は健康な体を得ることはできませんと述べています。

農業の基本的な原則は「生命」、すなわち生きているものを取り扱うことです。その生産物は「生命」の作用の結集であり、その生産の手段は生きている土地です。1立法センチの肥沃な土壌には数十億の生きている有機物が含まれており、それを完全に探求することは人間の研究能力を遥かに超えています。

経済優先の農業生産・農産物流通のあり方は私たちの食生活を歪めることになります。自然はひとりでに発生したもの、生まれたもの、およびおのれ自らの成長に任せられたものの総体です。

私たちは、その自然を文明開化、文化向上目的で自然破壊をしてきているのです。現代は、その破壊された土壌で、さらには農薬などの化学薬品で汚された質が悪化した土壌から生産された食物を食べているのです。

文化とは、人間が価値として認めたものを、産み出そうと行動することによって産み出されたものです。したがって、私たちの文化は、自然と相反するものなのです。文化は自然と対立関係にあるのです。

私たちは自然を食べているのではなく、文化文明を食べていることになるのです。

自然との共存関係に、いまこそ、戻らなくてはなりません。

食べ物は「土着性」を疎外して考えることはできません。

生活様式の成り立ちは自然とのかかわりそのものであり、決して人工的なものとの関わりではないのです。

100年後の地球をデザインする挑戦者

四里四方（16キロ平方メートル）以内の農地で生産される野菜や果物などの食物、あるいは昔風の牧草地で育てられた家畜を育成して捌き、販売する地産地消の食品が私たちが食べるべき食品なのです。

有機、オーガニック、地産地消をモットーとする食物連鎖です。この地産地消、四里四方に挑戦されている一人の男性がいます。

100年後の農業に挑戦している素敵な男性、バージニア州の「ポリフェイス・ファーム」の牧場の持ち主、ジョエル・サルトンさんです。

ジョエルさんは、自分の食物連鎖は職人的生産です、と述べます。

単一性・統一性ではなく「多様性や旬」、全国市場ではなく地元市場に集中。企業成長至上主義ではなく、生産性や利益追求とはまったく異なる概念の食物連鎖です。

ジョエルさん「私たちの健康は土壌と人間の体という生物学的システムの関係であり、土壌の健康はもう一方の人間の健康につながっているといえるのだから選択は自ずと決まってくるでしょう」と述べています。

ジョエルさんはマイケル・ポーラン著『雑食動物のジレンマ』（東洋経済新報社）のなかでつぎのように述べます。


　消費者は、直接知っている農家から買うことが好きです。

　私がやっていることは「人間関係重視マーケティング」と呼んでいます。バーコードの世界ではありません。

　信頼性を確証できる確かな方法はただ一つ、消費者と生産者がお互いの目と目を見ること。農業は聖職だと言うことです花の香を嗅ぎ、豚を撫で、顔の見える食べ方を楽しみたいという人間の魂の叫びが、いまほど強くなったときはありません。

食の品質は重要です。食の品質はまだ目新しい概念で、車業界で問われる品質のことを考えると、まだまだ食の品質に関する消費者の意識は低いと言えます。

人間の幸せや健康に関する大切な要素である食品が、価格だけを基準として売られていることはおかしなことです。人間関係重視のマーケティングではありません。

価格以外にもいろいろな情報を行き渡せる必要があります。たとえば、数字だけでなく商品ができるまでの経緯を、量だけでなく質を、お得な価格だけでなく本当の価値を。いま、消費者が受け取っている情報は、商品が作られた経緯の代わりにバーコードを受け取っているだけです。消費者はレジでスキャンされる価格以外のことは何も知らされていません。安さと無知が支えているマーケットです。このような無知と無関心という壁がグローバルな経済をうまく機能させているのが現代の消費産業です。

さらに、ジョエルさんは、つぎのようなことも指摘しています。

包括的で魂のこもった商品を、西洋的、還元主義的、ウォール街(株式市場)的な市場システムで売るのは致命的な過ちです。ホールフーズ・マーケットもウォルマート(世界ナンバーワンの小売業)も同じです。彼らの最も現実的な競合的戦略は、最小限のコストで生産し、大量に売ることが戦略となっているのです。現代は、食料のグローバル化が進んでいます。1番安く生産できる国から食料がやってきます。自分の国ではもう作りません。地価が高いし生産性が低くて低価格では販売できないからです。

ポリフェイス牧場の日々

夏至の日の昼頃の月曜日、牧草地の真ん中。目の前に広がっているのは絵に描いたような田園風景です。牧草地には満足げな牛や豚、鶏などが点在しています。背景には森があり、中を縫うように小川が蛇行しています。農場で生産しているのは鶏肉や牛肉、七面鳥、卵、ウサギ肉、豚肉、トマト、スィートコーン、ベリー類などです。

朝早くから数人で鶏舎を運びながら移動しています。縦3メートル、横3・7メートル、高さ60センチの籠の中には70羽の鶏が入っています。

これを牛が草を食べ終わった場所につぎからつぎへと移動させていくのです。工業生産のようなゴミの問題はありません。生態系の多様性と相互依存性が模範となっているのです。ポリフェイスは積み重ね式農場です。牛（牛糞）と鶏（鶏糞）と草、そして虫。一つ一つがホロン（積み重ねの農場のひとつひとつの単位）の役割を担っているのです。

工業化の豚肉の生産では、豚の子どもは10日間で母豚から離乳させます。自然界では13週で自然に離乳します。

工業化豚肉は、薬で強化された飼料で育てています。藁も太陽も知らずに屋根の下で育てられるのです。そんな中で、ストレスを感じる豚はほかの豚の尻尾をかじるのです。その防止のため尻尾を予め切り取っておくのだそうです。ポリフェイス牧場は放し飼いです。

鶏の殺傷処理。工業化は圧縮装置に生きたまま放り投げられ、一気に圧縮し息の根を止めるといった殺処理です。まったく人の目に触れることはありません。豚も同じような殺処分です。この牧場では一羽一羽ぶら下げられ、鋭いナイフで殺処分しています。自家処理で、ガラス張りの処理場での処理で、すべてがオープンになっているのです。

鶏肉の配送は、午後に注文主に届けられます。1番遠くて半日の運転で着きます。数キロ以内の土地で食べられています。工業化の鶏肉は、カンザス州の肥育場と精肉工場、遠く離れた加工会社から最後にカリフォルニア州マリン郡のマグドナルド店に。アメリカの平均的な食品が食卓に届くまで２４００キロの旅をするのです。

バージニア州のポリフェイス牧場の鶏肉は、草に根ざした牧草を基盤とした食物連鎖で、販路は小規模で短く、食物連鎖は複雑ですが見事に短いのです。

農場の牛に穀物や鶏糞や抗生剤ルメンシンを与えたりしません。肉を遠くまで宅配便で送ったり、スーパーマーケットに卸したりしていません。

ポリフェイス牧場の食品の販路は5種類。農場での直販、ファーマーズ・マーケットへの納品、購入クラブ会員への販売、スタントンの小さな店、ジョエルの兄アートさんの小型バンでの毎週木曜日に地域のレストランへ配達するというものです。

著者マイケル・ポーランの体験談です。

地産地消が日本の未来

地域住民へ農業公害のない食品を届ける社会を、地域住民の健康のために確立していかなくてはなりません。

それが未来の地域社会ではないでしょうか。

政府は農地の大規模化を目指していますが、これは国民の健康と逆行しています。不健康になった国民は国の医療費負担を増大させるだけです。なにかが間違っています。

旧ソ連の集産主義の工業的農業は小規模農業を犠牲にし、大規模化を目指しましたが破綻し、見事に失敗しました。

このグローバル経済が進む社会にストップをかけ、国民の病気を予防し、健康促進するためには、地域のリーダー、市町村のリーダーが動かなくてはなりません。

地域が抱える問題　一気に解決

日本の抱える未来の大問題。人口減少、子育て支援、高齢者介護が一気に解決できる可能性があるのです。

日本人の奥底に何世紀にもわたって流れてきている「利他の精神」、いま、乱れに乱れてしまっていますが、そのような商業資本主義社会から離れ、利他の精神を呼び戻す必要があります。

日本人の美意識、岩手県花巻出身の新渡戸稲造と懇意だったエリザ・シドモアさんは自然を愛する日本民族の優しさや律義さ、そして清潔さ、さらに高貴な知的階級の存在、庶民の教育の高さに大きな関心を示し、日本を大いに愛した人です。

エリザさんは、新渡辺稲造さんの協力を得てホワイトハウス近くポトマック川にいまも桜が美しく咲くようにされたのはエリザさんの努力によるものです。

日本研究家グリフィスさんは著書『ミカド』の中で、日本人の日常生活における普遍的な信条と実践を極めて高く評価しています。日本をこよなく愛したラフカディオ・ハーン（小泉八雲）さんは庶民の日常の礼儀の正しさ、振る舞いの美しさを著書『心』や『神々の国の首都』『知られぬ日本の面影』などで日本文化の美しさに感嘆しています。日本に美学の文化が存在していたのです。

私たち日本人の血の中に冬眠してしまっている利他の精神を、目覚めさせなくてはなりません。現在抱えている地域社会の問題を解決するためです。

地域住民の誰もが、赤ちゃん、児童、小学生や中学生、高校生など学生、社会人、高齢者も介護施設におられる方、孤独な老人も、農業やクリニックの開業医さん、歯医者さんもパン屋さんも、地域住民が集まり、自然に話し合いが始まり、コミュニティができ、利他の精神で共生する地域社会を徐々に進化させていくと、地域が抱える問題は解決できます。それが日本の問題解決にもなるのです。

その核となるのが土壌です。土いじりではないでしょうか。

花が咲き乱れ、トンボや蝶々が飛び交い、池にはゲンゴロウやイモリ、カエルなどが棲んでいる70年前の自然での生活です。

誰の心の中にも「仲間のために尽くしたい」とする心があります。残念ながら、その心を動かす仲間がいないのです。いつの間にかコミュニティが壊れてしまっているのです。

仲間と会える場づくり、互いに仲間になれる場所、農場（土壌）が大いなるきっかけになるでしょう。農業、土壌、ガーディン、などを起点とするのです。

緯度が高いイギリス、庭を愛でる習慣があるイギリスでつぎのような活動が広がっております。

エディブルガーデン（食べられる庭）
ベジタブルガーデン（食と結びついた庭）
市民農園としてのコミュニティガーデン
市民農園アロットメントガーデン

などの活動です。

市民農園は、植物と関わりながらフェアな形でいろいろな人が関わりをもっていく空間です。

少子高齢化が促進し、衰退化する地方を活性化するために、市民農園は有効な政策になります。地方自治体は、是非、この思考をもってほしいと思います。

8章で述べたアメリカテキサス州のミッドランド記念病院のコミュニティ復活活動も地産地消と地域健康推進活動の参考になります。

最終章

ソクラテスの予言した未来

２５００年前にソクラテスが私たちの今の社会を予言していたのです。何ということでしょう。まさに予言どおりの社会になっています。

ソクラテスの予言していた未来

コリン・キャンベル博士の『チャイナ・スタディー』の最後の章、18章「歴史から学ぶべきこと」の720ページ、先人たちが知っていたことのなかでコリン・キャンベル博士はつぎのように書いています。

歴史がぎっしり詰まった古い蔵書を読むうちに、私は「家族の歴史」よりももっと驚くべきものを発見した。すなわち「健康の特質」について、学者たちが何百年どころか何千年にもわたって議論を重ねていたことを発見したのである。およそ2500年前、プラトンは、ソクラテスとグラウコンという二人の人物の間でかわされる「国家の将来像」についての会話を書いている。

以下がソクラテスとグラウコンの対話です。

ソクラテスは言う。

「国というものは簡素であるべきなんだ。人々は大麦や小麦、それに塩やオリーブ、チーズなどの薬味や前菜、そして田舎料理のゆでたタマネギやキャベツ、デザートにはイチジクやエンドウマメ、豆類、炒ったマートル（銀梅花）の実やブナの実など、それに適量のワインなどを常食とすべきだろうね。こうすれば人々は、穏やかで無病息災の日々を過ごし、おそらく高齢になるまで生きられるだろう」

しかし、このソクラテスの発言に対して、グラウコンはつぎのように反論した。

「このような食事はブタのような人間が住む国にふさわしいものであって、都会に住む人間はもっと文化的な生活をすべきだね。ソファーに体を横たえ、いつも素敵な料理やデザートが盛られたモダンな食事をすべきなんだ」

すなわち、都会人は肉を食べて贅沢に暮らすべきだというのだ。

そこでソクラテスが答える。

「もし君が病気で苦しむ人々でいっぱいの都市を想像してみろと言うなら、君の言っていることはよくわかる。ただ、そうした食べ物を食べるには、あらゆる種類の家畜も大量に必要になるね」

「もちろんだよ」

「このような生活をしていたら、以前の食事をしていたときより、医者の世話になることがもっと増えるんじゃないかな」

「増えるだろうね」

「贅沢な食事は家畜を育てるのに余計な土地が必要となって、土地が不足してしまうよ」

土地の不足は隣国から土地を奪う方向に向かい、これがやがて暴力や戦争を引き起こすことになる。結果として裁判の必要性が出てくる。

ソクラテスはつぎのように続ける。

「放蕩と病気が市内にあふれてくると、法廷や医院が数多く必要にならないだろうか。たくさんの人、しかも良家の人でさえ、法律家や医者をめざすようになると、法律や医術ばかりが幅を利かせるようにならないだろうか。言い換えると、病人や病気、法律家や医者の多い贅沢な都市が普通になってしまうだろう」

ソクラテスは精神主義の食習慣、グラウコンは快楽主義の食習慣を推しょうしているようです。

ソクラテスという人はどんな人物

ソクラテスは、紀元前469年に生まれ、紀元前399年になくなりました。70歳でした。ソクラテスは何も著作を残していません。彼の思想は、アリストファネス、クセノフォン、プラトンらの証言を通して伝えられるもののみです。ソクラテスの教説は、プラトンの手によって書き残されました。ソクラテスは、哲学、哲学者、生が一体であり、彼の存在自体が哲学上の出来事でした。

ソクラテスは石工の父と産婆の母パイナレテのあいだに生まれました。

彼が登場したのは時代の転換期でしたが、彼の思想への地ならしは、論敵となるゴリギアスなどソフィストたちがすでに行っていました。

ソフィストたちは人間を考えることを重視し、さまざまな重要問題を提起したからです。

ソフィストとは、弁論術や知識を語り、お金をいただく人たちのことで、最初のソフィストは哲学者のプロタゴラス（紀元前430から410年頃）だとされています。ソクラテスはソフィストではありません。

この時代の古代哲学ギリシャは三巨頭の時代と言われ、ソクラテス、プラトン、アリストテレスでした。

中心テーマは「人生には目的がある」「美徳を身につけることが幸福をもたらす」「この世界はどのような世界なのか」「目に見えない世界が存在するのかどうか」でした。

「哲学」という語を名詞として初めて用いたのがソクラテスでした。ソクラテスの師は、25歳から生涯放浪の旅を続け、92歳まで生きたクセノファネス（紀元前537〜前514年頃）だとも言われ、クセノファネスが旅を続けていた時に、クセノファネスはソクラテスと面談しています。ソクラテス17歳の頃でした。

ソクラテスは、虻のように飛び回り、産婆術のように知を生み出す人。

「饒舌家で彼一流のやり方で祖国の僭主になろうと暴挙を企て習俗を破壊し、市民達を法に反する思想に引きずり込んだ者」と批判され裁判になりました。

ソクラテスの議論の方法は、イロニー（皮肉・それとなく気づかせること）を基本として、自らを否定するような表現をし、相手の弱点を見定めて軽く否定の矢を放つ、からかい、上から見定めるので人から嫌われたそうです。

ソクラテスの問答は、合意・和解を求めません。相手の主張を自己矛盾に陥れ、誤りであることを暴露していく問答です。巷に真の知であると表現される主張をつぎつぎとご破算に追い込み、無知の荒野へと焼きつくすのです。

ソクラテスは「無知の知」を述べた哲学者としてよく語られています。「無知の知」とは、簡単に言うと「自分が知らないということを知っている」ことを言っています。世の中、知らないのにあたかも知っているように思っている人への皮肉でした。そのように思っている人へ、自分勝手な「思い込み」を気づかせ、正しい答えを知りたいと渇望する気を起こさせるために人に、会えば捕まえ議論を突きつける生活をしていました。

最後は、訴えられ、投獄され、無実で解放されるのにもかかわらず、断り続け、自ら毒をあおって死にました。この知を求めることをソクラテスは「愛知」と呼んでいました。

妻のサンティッペは、「口やかましく、喧嘩好き」で夜も昼も怒りと苛立ちを発散させていました、子どもたちは愚かだったそうです。

あとがき　からだの勉強

子どもから学徒、学生時代は遊びと勉強の25年でした。社会人になってビジネスの世界が55年です。

ビジネスの世界55年間は、「体の外側」の世界の勉強でした。あるべきセールスマン、マーケティング、マネジメント、経営戦略、人間関係論、行動心理学など「体の外側」の世界の勉強でした。たくさんの本を読み、講演会や研修に参加し勉強してきました。

しかし、「体の内側」の世界はまったく指導されることもなく学習することもなく、関心もなく、興味もなく、まったく知識もなく、老後を迎え病気になりました。

体の内側の世界。食道とか胃、肝臓や小腸や大腸など消化器官。心臓から大動脈を通り、血管の90％以上の毛細血管（51億本）を血液が流れて細胞に栄養素を送っていること。血液が、細胞に栄養素を送るため、循環し、心臓を出て心臓に返ってくるまでに22秒から30秒であること。ものすごいスピードです。

その心臓ポンプが、1分間に60回脈打つと、人生80年として、一日も休まず寝ていても起きていても25億回脈をうち、働いていています。年中無休です。

細胞は60兆から100兆もあり、それが生きていることの最小の単位、その中に細胞核があり細胞核の中にDNA、DNAの僅か2%だけ先祖からのメッセージである遺伝子をもっていること。全細胞のDNA（細胞1個DNAの長さ2メートル）をたった1本の糸状にすると、その長さは地球と太陽の距離を400回往復する長さになること。

腸の中には1000種類の細菌が100兆個あって、病原体から体を守っていたり、脳にメッセージを送ったりしていること。そんなことはまったく知りませんでした。

腸内細菌や自己免疫パワー、アレルギー、アルツハイマー病、DNAや遺伝子、ガン細胞などのことは、20世紀以降にある程度が解明されたに過ぎません。

自然を大宇宙とすると体は小宇宙。体はいまだに未知の世界なのだと知らされました。

このような勉強は「生理学」「生命学」「生命科学」の世界でした。

医者でも研究者でも学者でもないので、生理学、生命科学の勉強も知識も興味も関心もなく、勉強したことはまったくありません。必要とも感じたことがありません。

しかし、私たちの日常は「食べる」「飲む」という行動です。朝昼晩、間食や夜食、外食、接待や懇談などアルコールを飲みながら何かを食べています。

その食べることと飲むことが、私たちの体の中に深く関係していること、食べることが病気に関係しているということを知ることになったのです。そして正しく食べることの大切さの勉強を始めることになりました。

「正しく食べる」「正しく飲む」世界、その反対は「間違って食べる」「間違って飲む」の世界です。

正しく食べれば体を構成している細胞が元気、腸内細菌は健全に活動し体を正しく維持してくれること。間違えて食べると細胞が老化し気力を失い不調になってしまうこと。腸内細菌の構成が悪くなり、体に悪さをする悪玉菌に支配されてしまうこと。そして腸が機能しなくなってしまい健康を害すること。皮膚はシワになり肌艶がなくなってしまうこと。

正しく食べ・飲むと体は元気で健康、間違って食べ・飲むと体は不調で不健康になってしまうことを知りました。

自分が細胞の支配者であり絶対権力者です。腸内細菌など体のあらゆる生命体の支配者です。これまで自分は、細胞や腸内細菌など体内に棲んでいる生命体に暴力的で、奴隷扱いし、虐めていました。細胞を暴力的に支配していたのです。

細胞にタンパク質や脂肪や炭水化物などを過剰にせっせと送り届け（過食）、また細胞が必要としているミネラルやファイトケミカルなどまったく送り届けていなかったのです。自分のこれまでの人生80年はそのような日々だったのです。

私たちは体のことをもっと知らなくてはなりません。

なぜ高血圧になり、肥満になり、糖尿病になり、ガン細胞に襲撃されるのか。それらを予防するには何が必要なのか。その真実を知らなくてはなりません。

いま、世界でも日本でも、まだまったく原因も治療法もわかっていない認知症やアルツハイマー病が接近する時代に突入しています。

それなのに、不調を感じて薬を飲んだり、入院して手術も受けたり、何の役にも立たない、苦しむだけの人生に変えてしまう抗ガン剤治療・放射線治療・ガン除去手術治療を受けたりしています。

西洋医学に依存することなく、さまざまな病魔に襲われないように、正しい知識を身につけ、自己防衛しなくてはなりません。

病気や難病、突然死などの不幸になりたくありません。そのような不幸にならないための根本があります。

それは、「体にとって正しいものを食べること」、「正しいものを飲むこと」、「正しく体を動かすこと」など実践することを推奨しているナチュラル・ハイジーンの7原則です。この7原則を実践することによって、私たちが生涯健康でいられる最高の予防策なのです。

私たちは、体の外や家の周りや環境の清潔さについて、各種の殺菌剤や殺虫剤などを多用し、過剰なほど体の外側や環境の衛生に注意を払っています。しかし体の中がどんなに不潔になっていても体の中のクリーニングにはまったく無頓着です。腸の不衛生から体がトラブルになることを心配する人はほとんどいません。これが、私たちが病気になる始まりなのです。

そんなことを思いながら本書を書き始めました。自分の健康は自分で維持することを知って実践され、一人でも多くの日本人が増えてくれれば、膨大する医療費の問題解決にもなり、日本の未来が希望に満ちてくるのです。

最後になってしまいましたが、この書のあちこちで述べさせていただく情報や知識を提供してくれた日本ナチュラル・ハイジーン普及協会会長の松田麻美子先生、東京八丁堀で鶴見クリニックを開院されている鶴見隆史先生、またさまざまな関連書や情報を提供してくれた超健康革命の会の事務局長佐藤さんに心から感謝する次第です。

また、ポピュラーではない内容の出版を受けていただき、素晴らしい編集をしていただいたサンライズ出版の岩根順子社長さんに御礼申し上げます。

用語集　ロバート・H・ラスティグ『果糖中毒』（ダイヤモンド社）などより

ＡＧＥ（Advanced Glycation End Products）

終末糖化産物、すなわち「タンパク質と糖が加熱されてできた物質」のこと。強い毒性をもち、老化を進める原因物質とされている。お肌のシミ・シワや認知症などの原因である。

１型糖尿病（Type 1 diabetes）

肝臓のベータ細胞がじゅうぶんなインスリン生成を行わないために高血糖になる疾患。

２型糖尿病（Type 2 diabetes）

組織に対するインスリンの作用機能不全のために高血糖になる疾患。

アラニンアミノ基転移酵素（ALT）

肝機能を知るための血液検査で調べる酵素。肝臓内の脂肪の量にとても敏感に反応する。

インスリン（Insulin）

肝臓にグリコーゲンの貯蔵を指示し、脂肪細胞にエネルギーの貯蔵を指示するホルモンで、レプチンシグナルを妨げることにより食物摂取を増大させる。

インスリン抵抗性（Insulin resistance）

インスリンシグナルの伝達レベルが低下しているために、膵臓のベータ細胞に、より多くのインスリンを作らせている状態。

インスリン分泌（Insulin secretion）

血糖値の上昇および迷走神経の発火に反応してインスリンを分泌するプロセス。

エピジェネティクス（Epigenetics）

ＤＮＡ塩基配列を変えずに起こる遺伝子の変化。遺伝子を超えたコントロールのこと。通常は、産まれる前に、母親の胎内で生じる。

オクトレオチド（Octreotide）
さまざまなホルモン（特に成長ホルモンとインスリン）を体内で抑制するホルモン「ソマトスタチン」に似せて作られた薬剤。

オビソーゲン（Obesogen）
脂肪が燃やされるとき、放出されるカロリーよりも多く脂肪を蓄積させるようにする太らせ因子。

活性酸素（Reactive oxygen species）
細胞代謝の産物として生じる化学物質で、タンパク質や脂質を傷つけるため、抗酸化物質で解毒しないと細胞が機能不全に陥ったり、死んでしまったりする。

グレリン（Ghrelin）
胃が作るホルモンで、空腹シグナルを視床下部に送る。

ＧＩ（Glycemix Index）
グライセミック・インデックス。食品に含まれる粘質の吸収度合いを示し、摂取２時間までの血液中の糖濃度を計ったもの。

経腸（Enteral）
腸を介して体内に入ること

交感神経系（Sympathetic nervous system）
心拍数を上げ、血圧を高め、エネルギーを燃やす、自律神経系の部位。

コルチゾール（Cortisol）
急速に糖分を動員させるストレスホルモン。だが、慢性的に分泌されると、内臓脂肪が蓄積する。

サイトカイン（cytokine）
細胞から分泌される低分子の蛋白質で生理活性物質の総括。標的細胞にシグナルを伝達し、細胞の増殖、分化、細胞死、細胞発現など多様な細胞応答を引き起こす。

視床下部 (Hypothalamus)
脳の基底部にあり、さまざまな腺のホルモンの分泌を制御する。

視床下部腹内側部 (VMH:Ventromedial hypothalamus)
体からのホルモン情報を受け取りエネルギーバランスを調節する視床下部の部位。

自立神経系 (Automatic nevous system)
体の無意識な機能をコントロールする神経系。交感神経系は心拍数、血圧、体温をコントロールし、副交感神経系は摂食、消化、吸収をコントロールする。これら2つの神経系があわさって、エネルギーバランスをコントロールしている。

神経伝達物質 (Neurotransmitter)
1個の神経細胞から作られ、放出されるとほかの神経細胞を発火させる脳内化学物質。

側坐核 (NA:Nucleus accumbens)
ドーパミンシグナルを受け取り、それを報酬として解釈する脳の部位。

耐性 (Tolerance)
報酬のシグナルが衰えたため、さらに多くの基質(肥満の場合は、おいしく感じられる食べ物)を摂取しないと、快感が得られなくなる状況。

転写因子 (Transcription factor)
細胞内にあるタンパク質で、遺伝子のスイッチをオンにして、細胞の機能を変える。

ドーパミン (Dopamine)
急速に放出されたときには快感をもたらすが、慢性的に放出されるとその影響が薄れて耐性を生じさせる神経伝達物質。

内因性カンナビノイド（Endocannabinoid）
脳の受容体に結び付いてマリファナのように働き、快感（報酬）をもたらす神経伝達物質。

内臓脂肪（Visceral fat）
腹部内部にある臓器の周囲につく脂肪で、糖尿病、心臓病、脳卒中のリスク要因。メタボ症候群のマーカー。

発達プログラミング（Development programming）
母親の子宮内での環境の変化が胎児の脳または身体機能に引き起こす変化。

皮下脂肪（Subctaneous fat）
腹部の外側につく脂肪。余剰エネルギーの貯蔵庫だが、メタボ症候群のリスク指標にはならない。

肥満（Obesity）
体脂肪が過剰に蓄積すること。

微量栄養素（Micronutrient）
本物の食べ物に含まれるビタミンやミネラル。通常、繊維区分によって単離される。

腹側被蓋野（VTA:Ventral tegmental area）
側坐核に、報酬を表すドーパミンシグナルを送る脳の部位。

ペプチドYY（Peptido YY）
食物で反応して小腸で作られ、視床下部に満腹であることを伝えるホルモン。

ファイトケミカル（phytochemical）
ファイトは戦い（fight）ではなくギリシャ語で「植物」の意味。植物由来の化合物で抗酸化栄養素。ファイトケミカルは植物が持つ色と匂いを指す。カロテノイド群、ポリフェノール群（フラボノイド）などがある。

ペルオキシソーム (Peroxisome)
活性酸素を解毒する抗酸化物質を含んでいる、細胞内の部位。

扁桃体 (Amygdala)
不安感とストレスを生み出す脳の部位。体に余分なコルチゾールを作らせる。

満腹感 (Satiety)
視床下部内で生じるペプチド YY の作用によって脳に伝えられる感覚。

ミトコンドリア (Mitochondria)
エネルギーを得るために脂肪または炭水化物を燃やす、細胞内の部位。

迷走細胞 (Vagus nerve)
食物の消化、吸収、エネルギー貯蔵を促す、自律神経系の部位。

マクロファージ (Macrophage)
アメーバ状の大型細胞。白血球の一種。最も重要な機能は食作用で細菌や異物を取り込み消化すること。死んだ細胞の破片や体内で生じた異物を掃除する役割を担っている。

メイラード反応 (Maillard reaction)
単糖(ブドウ糖または果糖)がタンパク質に結びつくこと。タンパク質の柔軟性を損ない、その過程で活性酸素を発生させる。

メタボリック症候群 (Metabolic Syndrome)
ミトコンドリアに過剰なエネルギーが押し寄せることに特徴づけられる一連の慢性代謝性疾患。

レプチン (Leptin)
脂質細胞が分泌するホルモンで、血液循環によって視床下部に達し、抹消部位のエネルギー貯蔵状態を知らせる。

レプチン抵抗性 (Leptin resistance)
レプチンシグナルが抑制されている状態のことで、視床下部に「飢えている」と勘違いさせる。

リンパ球 (lymphangioma)
リンパ細胞、すなわち細胞内粒子のない（無顆粒）白血病。通常、白血球総数の20～50％を占める。リンパは、リンパ管に存在するアルカリ性の液体。通常、無色透明だが、腸内管内では吸収した脂肪のせいで乳白色に見える。

腸内細胞叢 (Fecal Microbiota)
腸内の細菌分布。腸の内容物の化学的性質は場所によってかなり異なる。誕生時、腸内には細菌はいないが、あっという間に定着する。有益な善玉菌は有害な悪玉菌の侵入から体を守るが、特定の薬、とくに抗生物質は腸内の細菌の数と種類を劇的に変えてしまうことがある。

粘液 (mucus)
粘膜および腺が分泌する粘性のある液体で、ムチン（粘液素）、白血球、無機塩、水、上皮細胞から成る。

ラクトース（乳糖）(Lactose)
二種類であり、加水分解でグルトース（ブドウ糖）とガラクトース（六炭糖）を生じる。細菌は乳を酸化させるだけでなく、乳酸および酪酸に変えることができる。母乳は4～7パーセントのラクトースを含んでいる。

憩室炎 (Diverticulosis)
腸管内、特に大腸内の憩室の炎症。大腸の小さく膨らんだ袋（憩室）に便が停滞して起こる。

スカベンジャー (scavenger)
活性酸素の攻撃から身を守るための物質のこと。抗酸化物質。抗酸化物質は、体内で作られる酵素と体外から取り入れる物質の二種類がある。ビタミン、ミネラル、ファイトケミカル、酵素など。ガン撃退の大エース。

参考文献

書籍

『常識破りの超健康革命』　松田麻美子　グスコー出版
『50代からの超健康革命』　松田麻美子　グスコー出版
『子供たちは何を食べればいいのか』　松田麻美子　グスコー出版
『フィット・フォー・ライフ』　ハーヴィ・ダイヤモンド　マリリン・ダイヤモンド　グスコー出版
『超医食革命』　ジーン・ストーン　松田麻美子監修　グスコー出版
『チャイナ・スタディー』　コリン・キャンベル著　松田麻美子翻訳　グスコー出版
『日めくり万年カレンダー超健康革命・名言の教え2』　松田麻美子監修　グスコー出版
『食事のせいで、死なないために』病気別編　マイケル・グレガー、ジーン・ストーン著　NHK出版
『食事のせいで、死なないために』食材別編　マイケル・グレガー、ジーン・ストーン著　NHK出版
『自然の恵み健康法』　ノーマン・W・ウォーカー　春秋社
『食物養生大全』　鶴見隆史　評言社
『最高の食養生』　鶴見隆史　評言社
『酵素で腸が若くなる』　鶴見隆史　青春新書
『スーパー酵素医療』　鶴見隆史　グスコー出版
『ガン患者とともに命をつなぐ』　鶴見隆史　グスコー出版
『がんは治療困難な特別な病気ではありません！』　真柄俊一　イースト・プレス
『汚れた腸が病気をつくる』　バーナード・ジェンセン　ダイナミックスセラーズ出版
『腸と脳』　エムラン・メイヤー　紀伊國屋書店
『おしゃべりな腸』　ジュリア・エンダース　サンマーク出版

『果糖中毒』 ロバート・H・ラスティグ　ダイヤモンド社
『人類の進化が生んだBODY』 ジェレミー・テイラー　河出書房新社
『こうして医者は嘘をつく』 ロバート・メンデルソン　三五館
『西勝造著作集』第二巻　健康の四大原則Ⅰ　柏樹社
『西勝造著作集』第三巻　健康の四大原則Ⅱ　柏樹社
『西勝造著作集』第七巻　便秘と宿便　柏樹社
『西勝造著作集』第十一巻　人生医談　柏樹社
『腸内革命』 藤田紘一郎　海竜社
『毒だらけ』 内山葉子　評言社
「空腹」こそ最強のクスリ』 青木厚　アイコム
『自然の力で治す』 アンドレアス・ミヒャールルゼン　サンマーク出版
『笑いと治癒力』 ノーマン・カズンズ　岩波現代文庫
『食と健康の一億年史』 スティーブン・レ　亜紀出版
『脱牛肉文明への挑戦』 ジェレミー・リフキン　ダイヤモンド社
『雑食動物のジレンマ』上下巻　マイケル・ポーラン　東洋経済新報社
『食の終焉』 ポール・ロバーツ　ダイヤモンド社
『フードトラップ』 マイケル・モス　日経ＢＰ社
『フード・インク』 エリック・ジュローサー　マイケル・ポーラン　ムハメド・ユヌスほか著
カール・ウェーバー編　武田ランダムハウスジャパン
『ファストフードが世界を食いつぶす』 エリック・シュローサー　草思社
『砂糖病』 ウィリアム・ダフティ　日貿出版
『農業聖典』 アルバート・ハワード　日本有機農業研究会　コモンズ

『伝統食の復権』島田彰夫　不知火書房
『明治文化史』一三巻風俗　柳田国男編集責任　原書房
『たべものの日本史』多田鉄之介助　新人物往来社
『食の文化―世界の民族』梅棹忠夫　朝日新聞出版
『「食」で医療費は一〇兆円減らせる』渡辺昌　日本政策センター
『アメリカ人』大量消費社会の生活と文化　ダニエル・ブアスティン　河出書房新社
『過剰化社会』D・J・ブースティン　東京創元社
『人間復興の経済』E・F・シュマッハー　講談社
『食卓の賢人たち』アテナイオス　岩波文庫
『初期ギリシャ哲学』ジョン・バーネット　以文社

DVD
『ナチュラル・ハイジーン基礎哲学&実践講座』全6巻　松田麻美子　グスコー出版
『フォークス・オーバー・ナイブズ』日本コロンビア㈱発売
『真実があなたの命を救う』コリン・キャンベル　来日記念講演会　監修松田麻美子
『蘇れ生命の力』小児科医　真弓定夫

著者略歴

荒川　たまき（圭基）

1939年　岩手県に生まれる
1965年　慶応義塾大学商学部卒業　日本NCR入社
1977年　㈱マイカル（旧ニチイ）入社
1983年　㈱ジェリコ・コンサルティング設立

【主な著者】
『流通小売業の再生戦略』ダイヤモンド社 1983 年
『POS マーケティング戦略』ダイヤモンド社 1984 年
『データベースマーケティングの戦略と戦術』ダイヤモンド社 1991 年
『デジタル流通革命』ダイヤモンド社 1997 年
『営業マンが使うマーケティング知識』ダイヤモンド社 1996 年
『顧客満足型マーケティング』ＰＨＰ研究所 2003 年
　など多数

食の歴史と病気そして未来

2019年10月１日　初版１刷発行

著　者　荒　川　たまき
発　行　株式会社ジェリコ・コンサルティング
〒541-0052 大阪市中央区安土町 1-5-1 船場昭栄ビル 3F
電話 06-6271-3773
発　売　サンライズ出版株式会社
〒522-0004 滋賀県彦根市鳥居本町 655-1
電話 0749-22-0627
印刷・製本　株式会社渋谷文泉閣

ISBN978-4-88325-669-3